全民阅读·中华养生功法进家庭丛书

何清湖 龙专——总主编

五禽戏

刘文海——主编

全国百佳图书出版单位
中国中医药出版社
·北京·

图书在版编目（CIP）数据

五禽戏 / 何清湖，龙专总主编；刘文海主编 .
北京：中国中医药出版社，2025. 1. --（全民阅读）.
ISBN 978-7-5132-9228-3

Ⅰ . G852.9

中国国家版本馆 CIP 数据核字第 2024JU4498 号

中国中医药出版社出版
北京经济技术开发区科创十三街 31 号院二区 8 号楼
邮政编码　100176
传真　010-64405721
山东华立印务有限公司印刷
各地新华书店经销

开本 880 × 1230　1/48　印张 3　字数 122 千字
2025 年 1 月第 1 版　2025 年 1 月第 1 次印刷
书号　ISBN 978 – 7 – 5132 – 9228 – 3

定价　19.90 元
网址　www.cptcm.com

服务热线　010–64405510
购书热线　010–89535836
维权打假　010–64405753

微信服务号　zgzyycbs
微商城网址　https://kdt.im/LIdUGr
官方微博　http://e.weibo.com/cptcm
天猫旗舰店网址　https://zgzyycbs.tmall.com

《五禽戏》

编委会

主编

刘文海

副主编

顾　悦　陈孝邦

编委

丁于烜　龙　璞　范雨洋　戴启晨　张紫茵　赵　壮　任　拓

丛书序言

在现代社会中，阅读已经不仅是一种获取知识的手段，更是一种生活方式，一种让心灵得以滋养的途径。阅读，不仅是眼睛的旅行，更是心灵的觉醒，是身体与精神的对话。好的书籍如同一盏明灯，照亮我们前行的道路；又如一剂良药，滋养我们的内心世界。正如美国作家梭罗所说："阅读是一项高尚的心智锻炼！"全民阅读的倡导，不仅是为了提升国民的文化素养，更在于通过阅读，引导大众走进博大精深的中华文化，领悟其中蕴含的智慧与哲学。

中华养生功法，作为中华民族传统文化的瑰宝，如同一部流动的历史长卷，记载着古人对生命奥秘的探索与实践。它融合了中医理论、哲学思想和实践经验，通过调身、调息、调心，达到强身健体、延年益寿的目的。在快节奏的现代生活中，中华养生功法以其独特的魅力，为人们提供了一种简单易行、效果显著的养生方式。习练传统养生功法，不仅是中老年人健身养生的首选，也是当代年轻人关注的新焦点。

在全民阅读的热潮中，我们尝试将经典的养生功法与日常阅读相融合，与中国中医药出版社密切合作，精心推出了《全民阅读·中华养生功法进家庭丛书》。这是一套将中医养生理念与实践相结合，旨在提升大众健康素养的中医养生精品丛书。丛书涵盖了现有的主要养生功法，详细介绍了 12 种中华传统养生功法的概述、技术要领、注意事项和功理作用，包括易筋经、导引养生功十二法、五禽戏、八段锦、大舞、马王堆导引术、六字诀、调息筑基功、少林内功、八法五步、延年九转法、七星功。可以说，这是一套将科学性、科普性和实操性较好融合的中华传统养生功法宝典。

《全民阅读·中华养生功法进家庭丛书》每一分册都是一个独特的篇章，它们共同构成了一幅中华养生的宏伟画卷。从“易筋经”到“马王堆导引术”，从“大舞”到“延年九转法”，每一功法都在向我们展示养生的多元性和实用性。例如，“导引养生功十二法”功法技术深邃，意形结合，动息相随，使习练者在动静之间找到平衡，从而提升生活质量。而“六字诀”，以其简练的字诀，蕴含着强大而深远的养生力量，它教我们如何在快节奏的生活中找到内心的安宁，通过呼吸调控和肢体运动，调和人体内在的气血运行，达到身心和谐。“少林内功”，作为武术文化的内核，更是中华养生的另一种体现，它强调内修外练，通过练习内功，提升身体素质，同时修身养性，通达武道的真谛。经典功法“五禽戏”，源于我国古代，通过模仿虎、鹿、熊、猿、鸟五种动物的动作，达到调和气血、舒展筋骨、强身健体的效果。“大舞”的编创，则是基于对 5000

多年前唐尧时期大舞的深入研究及其与现代科学的结合，它不仅保留了传统文化的精髓，还被赋予了新的时代特征。

本套丛书的编写特色之一，就是由体育专业老师担任模特，插配了大量的功法招式彩图。这些功法招式，参考了国家体育总局的健身气功标准，确保动作的标准化和规范化。配以简练的文字，表述清晰准确，使读者能够一目了然，轻松学习。此外，丛书还贴心地提供了动作视频（每分册“功法概述”页扫码即可观看），与图书内容相得益彰，增强了学习的互动性和趣味性。丛书的另一个鲜明特色，就是采用口袋本形式，印制精美，便于携带。无论是在家中、办公室，还是在旅途中，都可以随时翻阅学习，让养生健身成为一种生活常态。通过这套丛书，我们期待每一位读者都能够找到适合自己的养生之道，让阅读与养生成为生活的一部分，让健康和智慧相伴，丰盈人生旅程。

全民阅读，中华养生，打开书卷，让我们共同开启这场身心的健康之旅吧！

丛书主编　何清湖

2024 年 11 月于长沙

前言

五禽戏作为中国传统导引养生的瑰宝，承载着千年的智慧与传承。它犹如一颗璀璨的明珠，在中华养生文化的浩瀚星空中闪耀着独特的光芒。当我们翻开这本关于五禽戏功法的书籍，仿佛开启了一扇通往古老养生智慧的大门。

五禽戏的起源可追溯至东汉末年，由神医华佗所创。华佗以其卓越的医术和对人体健康的深刻理解，观察虎、鹿、熊、猿、鸟五种动物的动作与神态，结合中医的经络、脏腑、气血等理论，创编出了这套兼具健身与养生功效的功法。自此，五禽戏便在民间流传开来，历经数代人的传承与发展，不断完善与丰富。

本书对五禽戏功法进行了系统、全面的介绍与讲解。从五禽戏的历史渊源、文化内涵，到每一式动作的技术要领、注意事项及功理作用，都进行了深入的剖析。书中配有详细的图片和文字说明，使读者能够直观地了解每一个动作的正确姿势和习练方法。

我们相信，这本五禽戏功法书籍的出版，将为广大养生爱好者提供一本实用、权威的学习指南。它将帮助更多的人了解和掌握五禽戏功法，并从中受益，为自己的健康加分。让我们一起走进五禽戏的世界，感受古老养生智慧的魅力，开启健康人生的新篇章。

本书编委会

2024 年 11 月

目录

功法概述

微信扫描二维码
功法示范新体验

五禽戏据传是由汉代的著名神医华佗所创立。华佗是东汉时期的杰出医学家，他精通制药、外科手术、针灸按摩等多项技能。华佗在平日观察自然界动物时，发现不同动物的动作对身体具有不同的锻炼效果，于是他依据虎、鹿、熊、猿、鹤（鸟）五种动物的动作，创编了一套防病、治病、延年益寿的医疗气功，即五禽戏。五禽戏自从创立以来，便因为其独特的健身效果而深受老百姓欢迎。随着时间的推移，五禽戏在民间不断传承发展，并逐渐形成了其独特的传统文化。在唐代，五禽戏被认为是一种养生、强身健体的运动及治病保健的方法，受到广泛的推崇和应用。唐武宗时期，甚至实行了“拜业”制度，要求唐代官员在进入官场之前学习五禽戏进行健身保健。而到了明清时期，五禽戏的发展更是达到鼎盛，成为普及于民间的运动方式之一，几乎是家喻户晓的存在。进入现代，五禽戏依然保持着其旺盛的生命力。1982 年 6 月 28 日，卫生部、教育部和当时的国家体育运动委员会发布通知，要把五禽戏等中国传统健身法作为在医学类大学中推广的“保健体育课”的内容之一。2003 年，国家体育总局更是把重新编排后的五禽戏等健身法作为“健身气功”的内容向全国进行广泛推广，进一步推动了五禽戏的普及及发展。五禽戏之所以具有显著的健身效果，主要得益于其独具特色的运动方式和原理。五禽戏强调了方位、节律、呼吸吐纳和身体姿态等要素的相互配合，注重锤炼“三元”——“气、意、心”的操练。通过模仿虎、鹿、熊、猿、鹤（鸟）五种动物的动作，不仅能锻炼身体四肢的筋骨筋肉，使得五脏六腑得到全方位的运动，还能调节人体内脏功能、缓解疲劳和释放压力，并在某些情况下起到治疗作用。例如，有研究表明，五禽戏对高血压、糖尿病和心脏病等慢性疾病都具有较好的预防和辅助治疗作用。

综上所述，五禽戏作为一种古老而独特的健身方法，其历史源远流长，文化底蕴深厚。它不仅是中国传统文化的瑰宝之一，更是现代人追求健康生活的理想选择之一。

起势

技术要领

动作一 两脚并拢自然伸直站立，两手自然垂于身体两侧，胸部和腹部放松，头正颈直，下颏微微收起，舌头抵住上腭。双眼自然目视前方（图 1）。

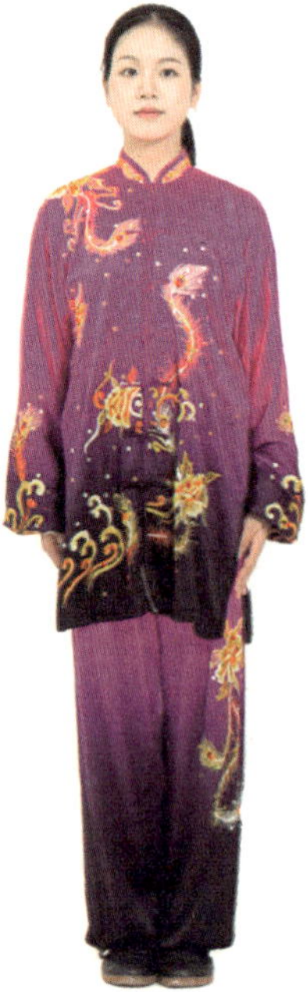

图 1

动作二 两膝微微弯曲后，左脚向左平行迈开一步，大约与肩宽或略比肩宽，松紧站直，调整呼吸数次，意念留守丹田（图 2）。

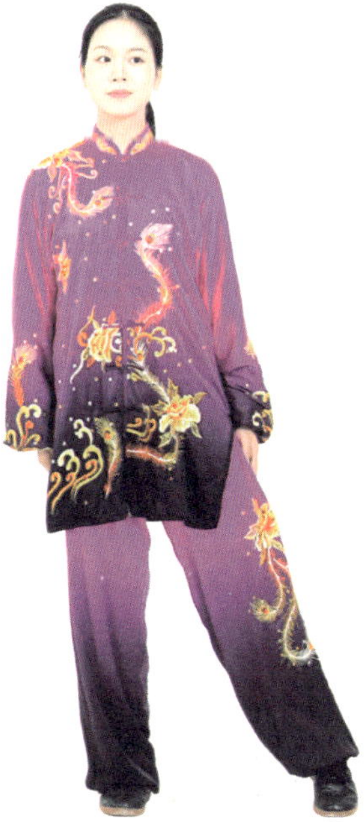

图 2

动作三 两肘微微弯曲，两手臂在身体正前方向上、向前平行托起，与胸部同高（图 3）。

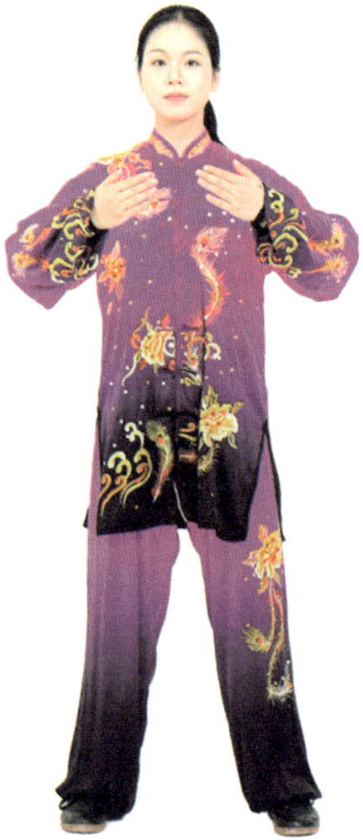

图 3

动作四 两肘下垂后外展，两掌向内翻转，并缓慢下按于腹前（图 4）；随后，两手自然垂于身体两侧；目视前方。

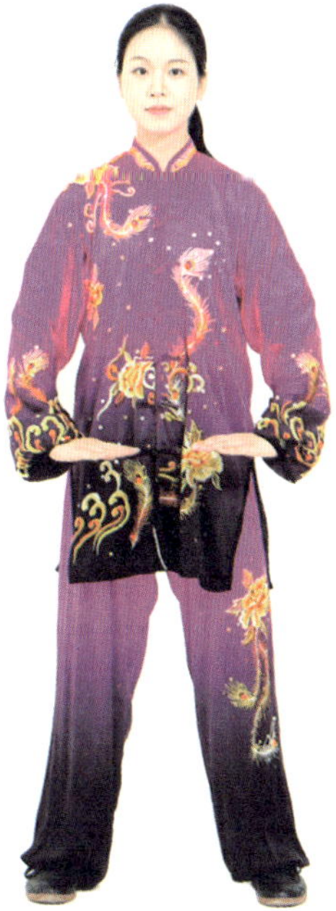

图 4

【注意事项】

1. 两臂上提下按时，意念停留在两掌的劳宫穴，动作柔和、匀速、连贯、自然。
2. 动作也可配合呼吸吐纳，两臂向上提时吸气，向下按时呼气。
3. 两腿开步前，两膝先微微弯曲；开步时，身体重心需先落于右脚，左脚提起后，再缓慢向左平行移动，左脚掌先着地，保持重心平稳。
4. 意念沉肩，再两臂起动，肘尖有下垂的感觉，两掌上提、内合、下按的运行路线成圆弧线，圆活自然。

【功理作用】

1. 排除杂念，诱导入静，调理气机，宁心安神。
2. 吐故纳新，升清降浊，调和呼吸吐纳。

虎戏·虎举

技术要领

动作一 接上式动作。两手掌心向下，与地面平行，十指用力张开，再弯曲成虎爪状；目视两掌（图5、图6）。

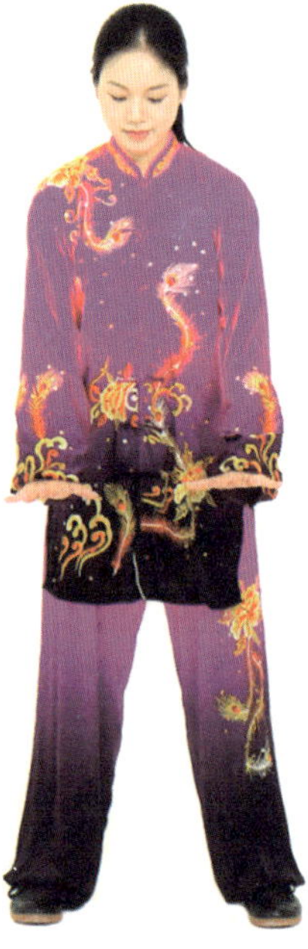

图5

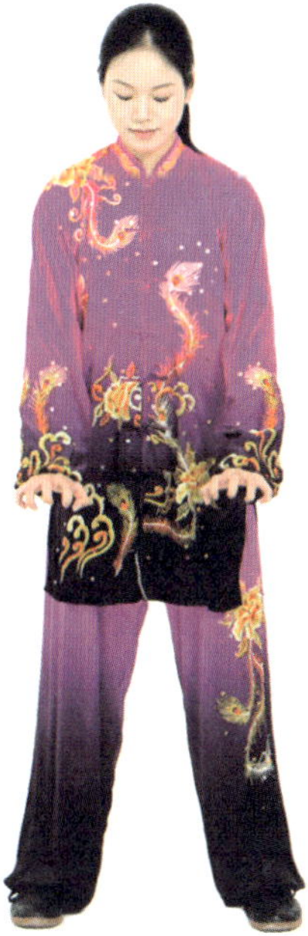

图 6

动作二 随后，两手向外旋，从小拇指先弯曲，其余四指依次弯曲握拳，两拳沿身体前方缓慢上提。当上提至肩前时，十指撑开，举至头顶正上方再弯曲成虎爪状；目视两掌（图 7 ～图 11）。

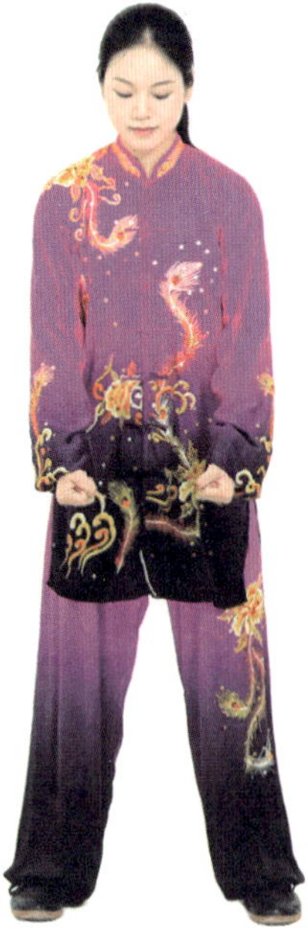

图 7

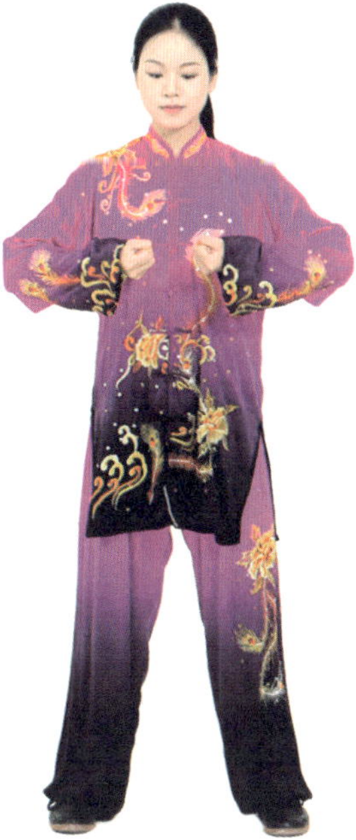

图 8

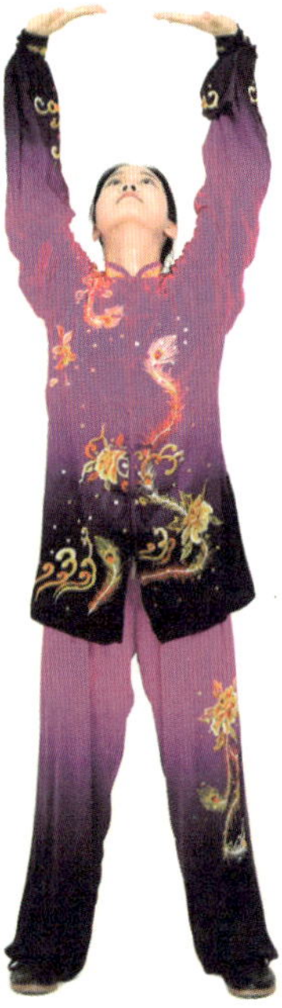

图 9

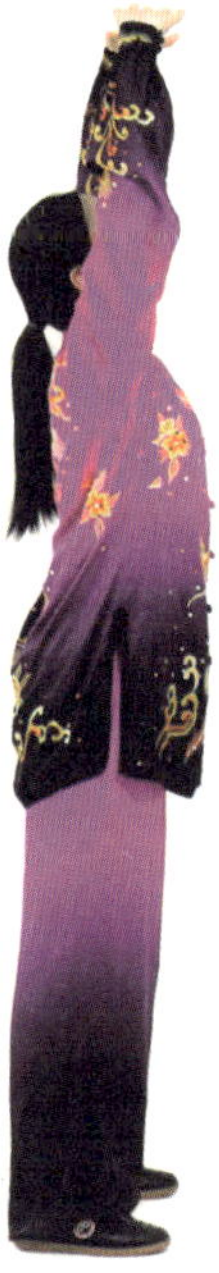

图 10

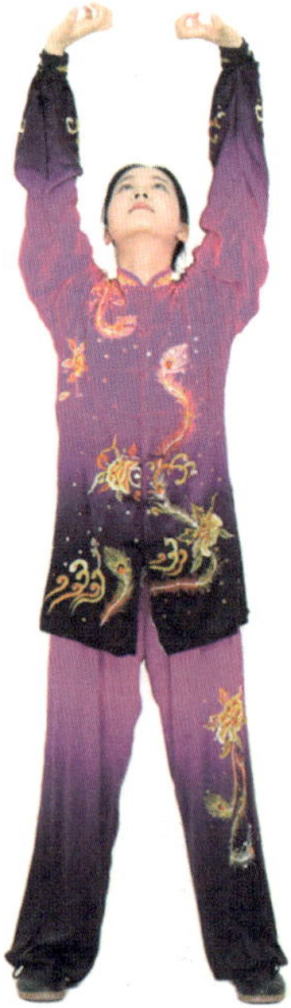

图 11

动作三 两拳向外旋后握拳，拳心相对，目视两拳（图 12）。

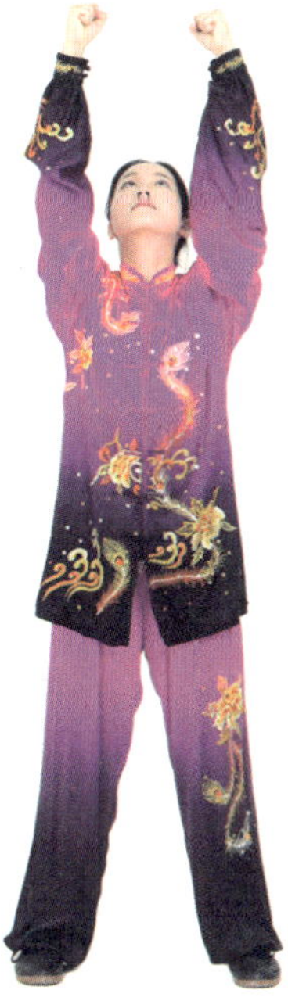

图 12

动作四 两拳平行下拉至肩前时，变掌下按。沿着身体前方下落至腹前，十指撑开，掌心向下，与地面平行；目视两掌（图 13、图 14）。

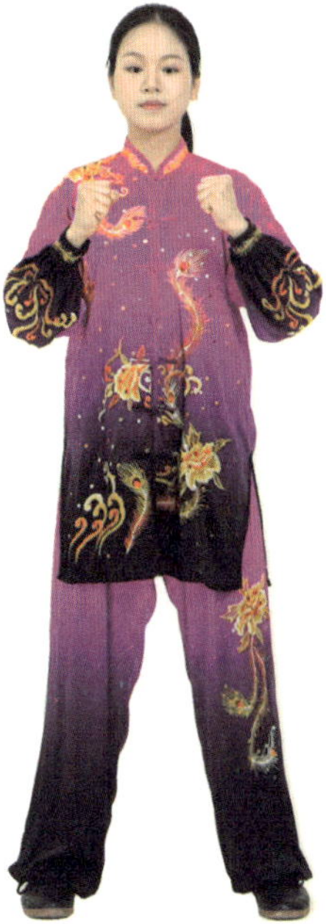

图 13

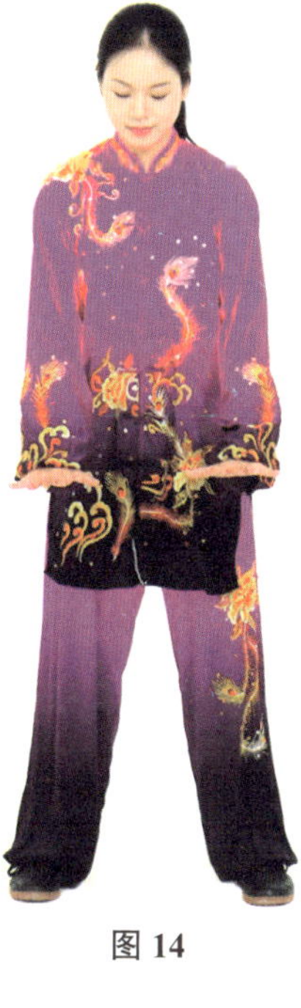

图 14

重复动作一至动作四两遍后，两手自然垂于身体两侧；目视前方（图 15）。

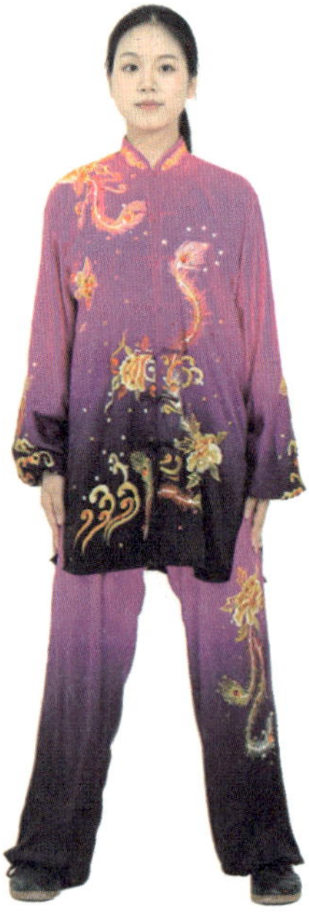

图 15

【注意事项】

1. 十指用力撑开、弯曲成“虎爪”和外旋握拳，三个环节均要贯注劲力，速度匀速自然。
2. 两掌向上如托举重物，挺胸收腹，充分拔长躯体；两掌向下落如拉双环，含胸松腹，气沉丹田。
3. 眼随手走。
4. 动作也可配合呼吸吐纳，两掌向上举时吸气，下落时呼气。
5. 十个手指撑开后，先依次屈扣第一、二节指关节，再紧握成拳。
6. 两掌向头部正上方托举，身体与地面要始终保持垂直。

【功理作用】

1. 两掌向上举起时，吸入清气；两掌向下按压时，呼出浊气。一升一降，运化三焦气机，调理三焦功能，维持身体稳态。
2. 手从“虎爪”变成拳，可以增强双手手指的握力，加快上肢远端关节的血液循环，增强上肢细小关节的活动灵敏度。

虎戏·虎扑

技术要领

动作一 接上式动作。两手握空心拳，沿身体两侧缓慢上提至肩部上方（图 16a、图 16b、图 17）。

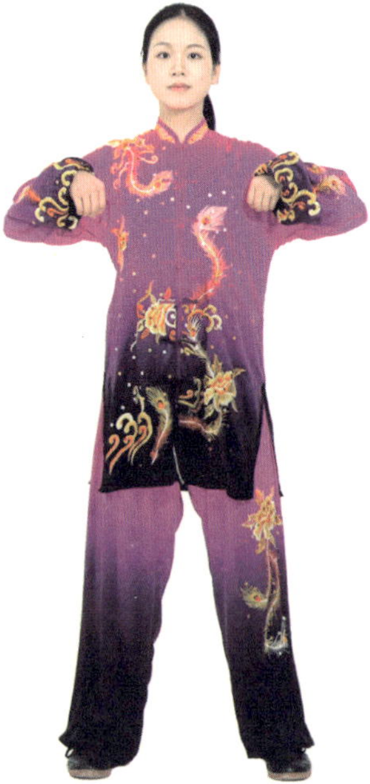

图 16a

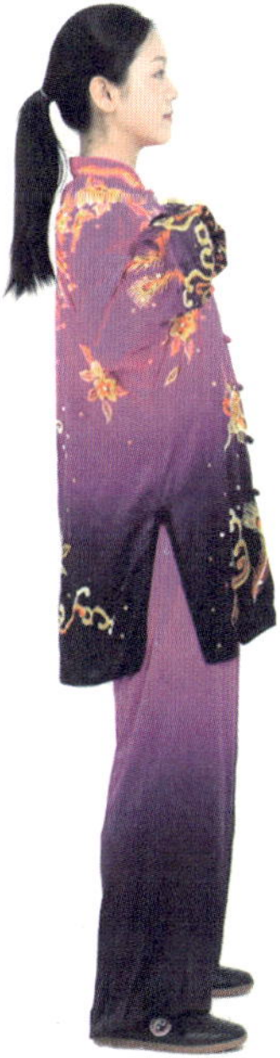

图 16b

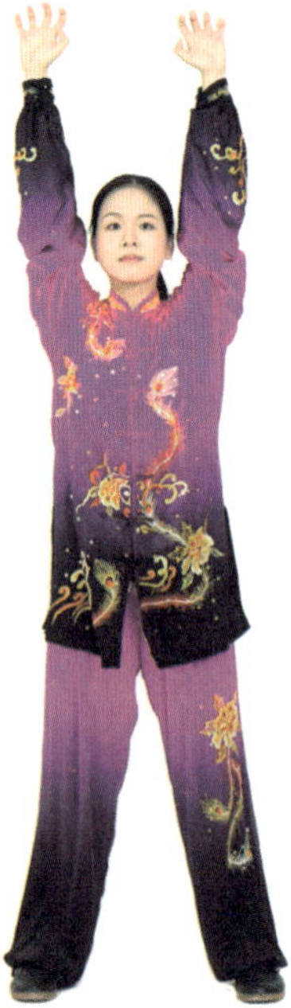

图 17

动作二 两手向上、向前画圆弧，十指弯曲成“虎爪”，掌心向下，与地面平行；同时上体向前俯身，挺胸，塌腰；目视前方（图 18a、图 18b）。

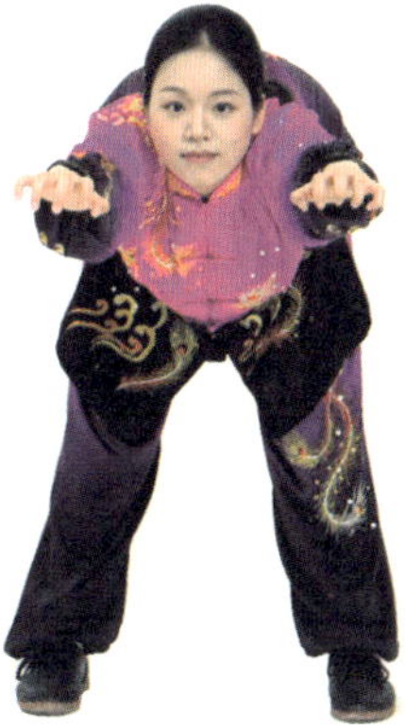

图 18a

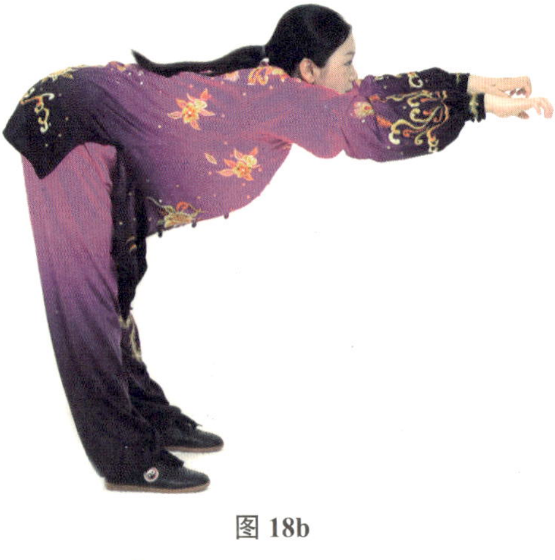

图 18b

动作三 ①两腿弯曲膝盖下蹲，含胸收腹；同时，两手向下画圆弧至两膝盖外侧，掌心向下，与地面平行（图 19a、图 19b）。

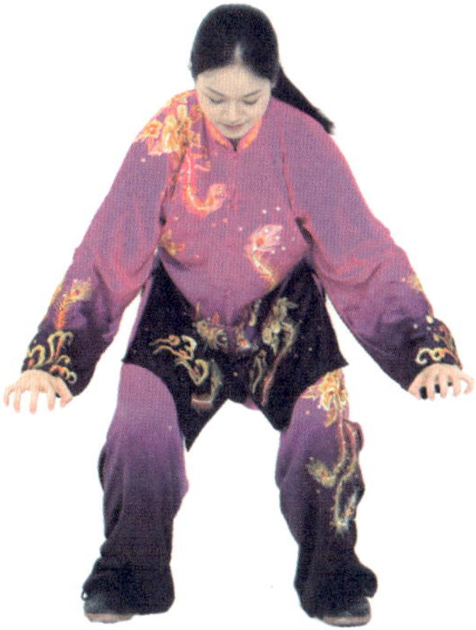

图 19a

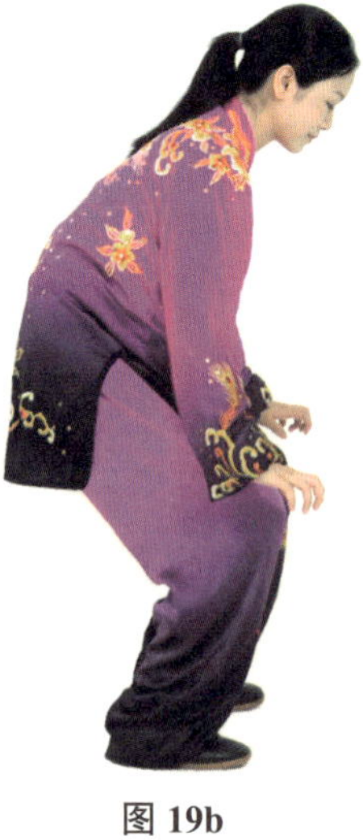

图 19b

动作三 ②目视前下方，随后，两腿伸膝，送髋，挺腹，后仰；同时，两掌握空拳，沿身体两侧匀速缓慢地向上提至胸侧；目视前方（图 20a、图 20b）。

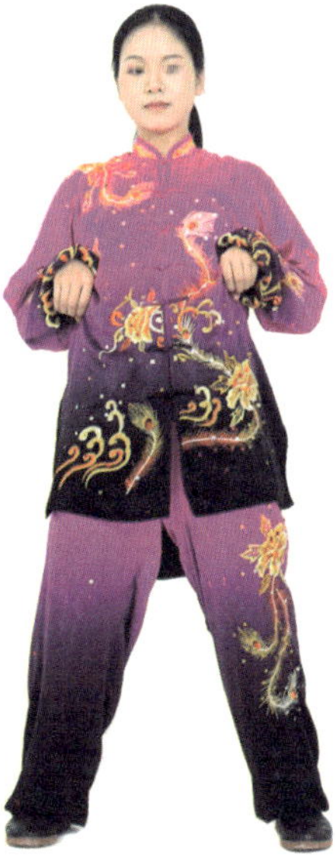

图 20a

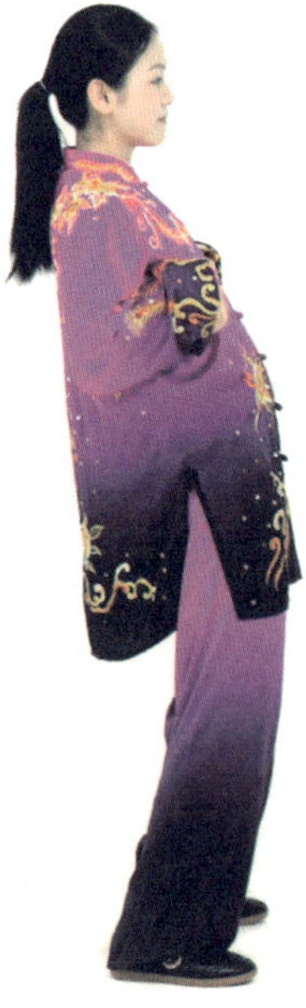

图 20b

动作四 ①重心向右平移，右脚以脚跟为定点脚尖向外旋转 45°（图 21）。

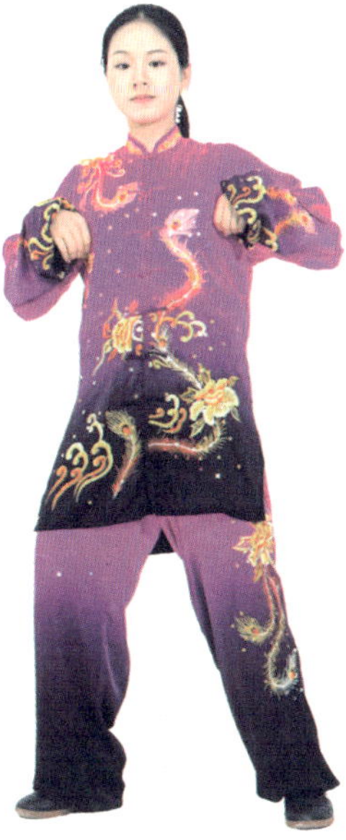

图 21

动作四 ②随后，左腿弯曲膝盖提起，两手上举，脚尖绷直，方向指向地面（图22）。

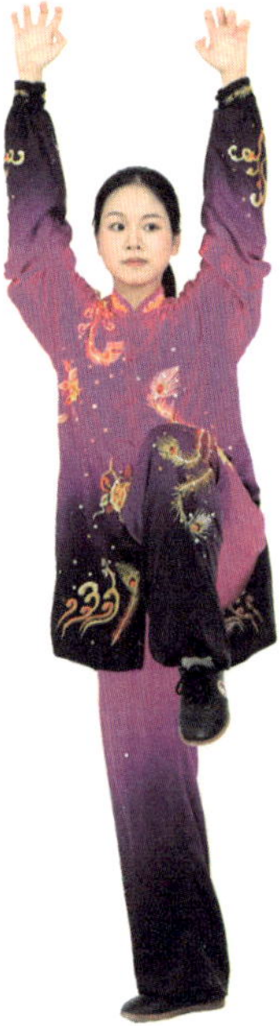

图 22

动作四 ③左脚缓慢向前迈出一步，脚跟着地，右腿弯曲膝盖下蹲，成左虚步，同时上体向前倾，两拳变“虎爪”后向前、向下扑至膝盖前方两侧，掌心向下，与地面平行（图 23a、图 23b）。

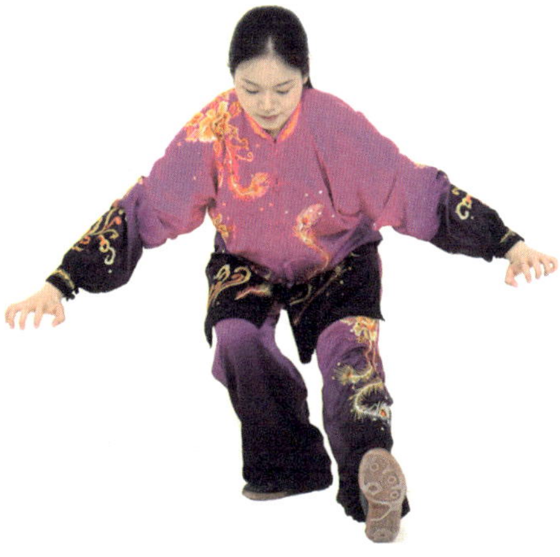

图 23a

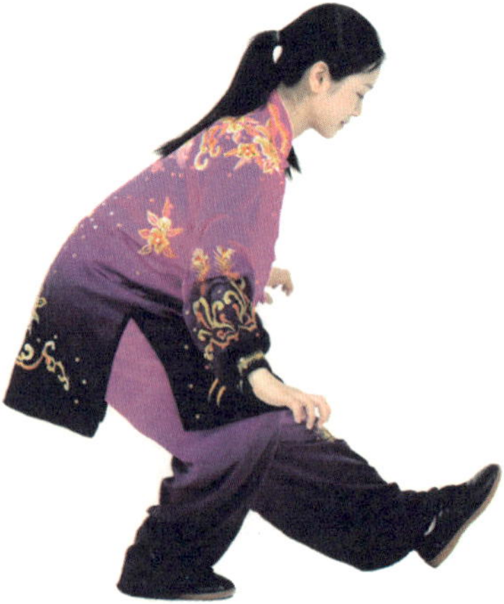

图 23b

动作四 ④随后上体缓慢抬起，左脚收回，右脚收回脚尖朝前，两脚开步站立，两手自然下落于身体两侧，目视前方（图 24）。

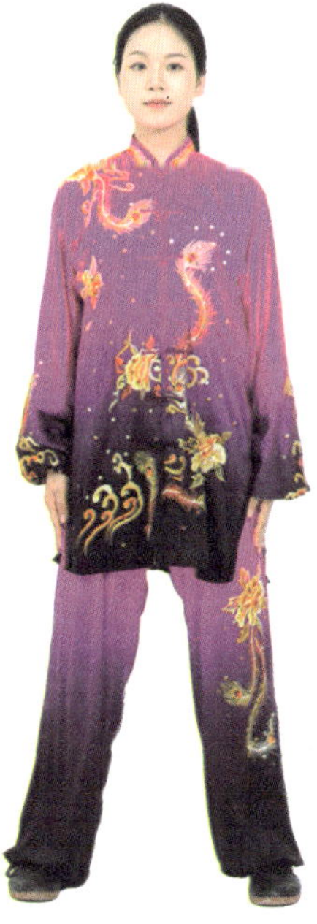

图 24

动作五至八 与动作一至动作四相同，方向相反，左右两边各做一次。

重复动作一至动作八一遍后，两掌自然垂于身体两侧；目视前方。

【注意事项】

1. 上体向前俯身，两手用力向前伸展，而臀部向后牵引，可以充分伸展脊柱。
2. 弯曲膝盖向下蹲、收腹含胸要与伸膝、送髋、挺腹、后仰动作过程连贯起来，使脊柱形成由折叠到伸展的自然蠕动，两掌向下按和向上提时要与之协调配合。
3. 虚步向下扑时，速度可以稍稍加快，先柔后刚，配合快速深呼气，气体从丹田发出，以气催力，力达指尖，展现出老虎的威猛形象。
4. 中老年练习者和体弱者，可根据自身健康情况和适应程度适当减小动作幅度。
5. 两手向前扑时，拳变“虎爪”，力达指尖，由柔转刚；两掌向里画圆弧回收时，“虎爪”屈拢，轻握空拳，由刚转柔。
6. 身体向前挺身展开时，两手要注意后伸，运行路线要成圆弧形，协助身体完成屈伸蠕动这一动作过程。
7. 双腿平行迈步时，两脚横向之间间距要保持一定宽度，可以适当增大稳定角度，保持身体的稳定和中正。

【功理作用】

1. 虎扑这一动作形成了脊柱的前后伸展折叠运动，尤其是引腰前伸的过程，增加了脊柱各细小关节的柔韧性和伸展度，可使脊柱保持正常的生理弯曲，并有效缓解平常过度使用脊柱的疲劳感。

2. 注重脊柱运动能增强腰部的肌肉力量，对常见的腰部疾病，如腰肌劳损、习惯性腰扭伤等症具有防治作用。

3. 督脉：行于后背部正中，任脉行于前腹部正中。脊柱的向前向后伸展折叠，牵动任、督两脉，起到调理阴阳、疏通经络、活跃气血的作用。

4. 督脉：奇经八脉之一。起于胞中，下出会阴，经尾闾，沿着脊柱上行至后项部的风池穴进入脑内，沿头部正中线经过头顶部、前额部、鼻子汇入龈交穴。

5. 任脉：奇经八脉之一。起于胞中，下出会阴，上至毛际而入腹部，沿着前正中线到达咽喉部，上行至下唇内，绕口唇，在龈交穴连接督脉，并交络于两目下。

鹿戏·鹿抵

技术要领

动作一 接上式动作。两腿微微弯曲，身体重心平行移至右腿，左脚经右脚的内侧向左前方缓慢迈步，脚跟先着地；同时，身体稍稍右转；两掌轻握空拳，向正右侧缓慢摆起，拳心向下，与地面平行，高度需与肩平；目随手动，视右拳（图 25）。

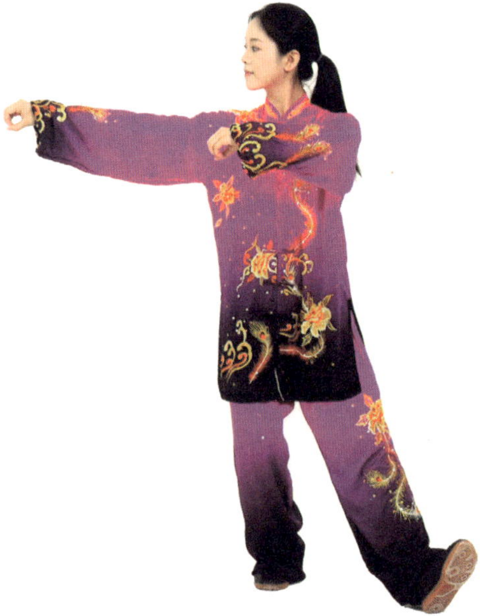

图 25

动作二 ①身体重心向前移；左腿弯曲膝盖，左脚尖向外展后踏实；右腿伸直踏实；同时，身体向左转，两掌成“鹿角”，两臂向上、向左、向后画圆弧，左臂弯曲外展后平伸，左肘肘尖抵靠在左腰侧；右臂举至头前，向左后方伸抵，掌心向外，指尖朝后；目视右脚跟（图 26、图 27）。

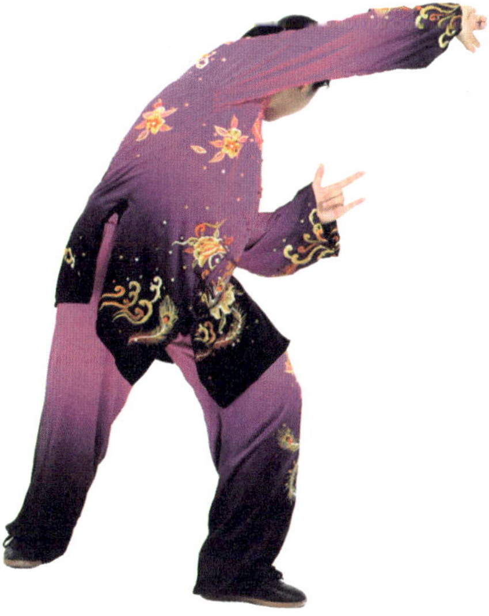

图 26

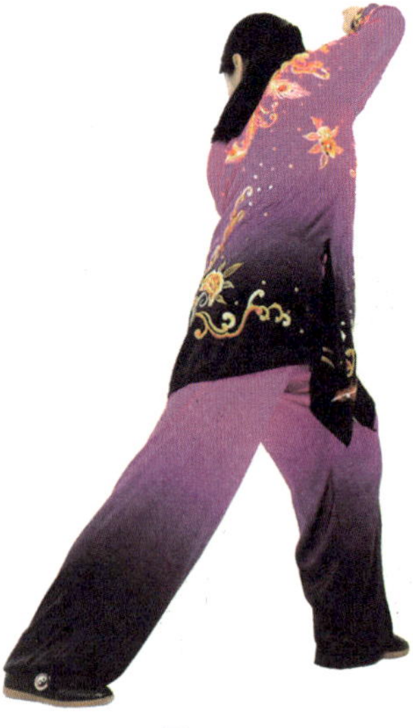

图 27

动作二 ②随后，身体向右转，左脚随之收回，开步站立，与肩同宽；同时两手向上、向右、向下画圆弧，两掌轻握空拳下落于身体前方；目视前方（图 28 ～图 30）。

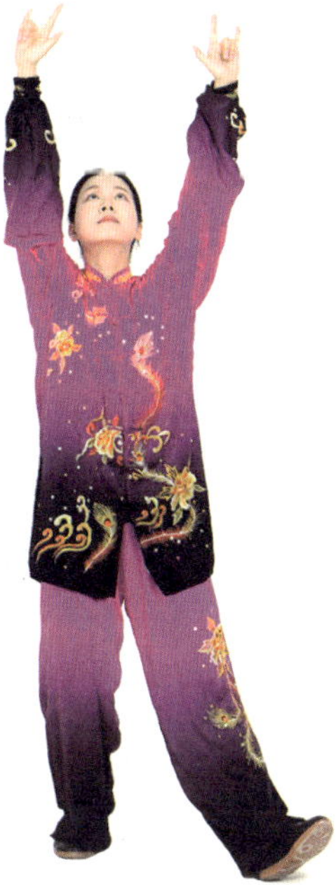

图 28

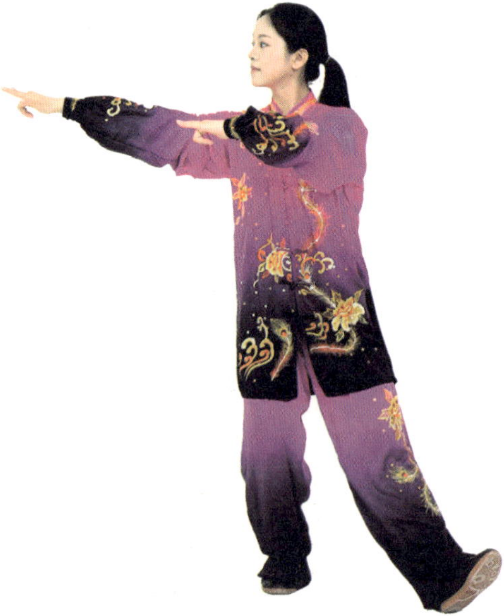

图 29

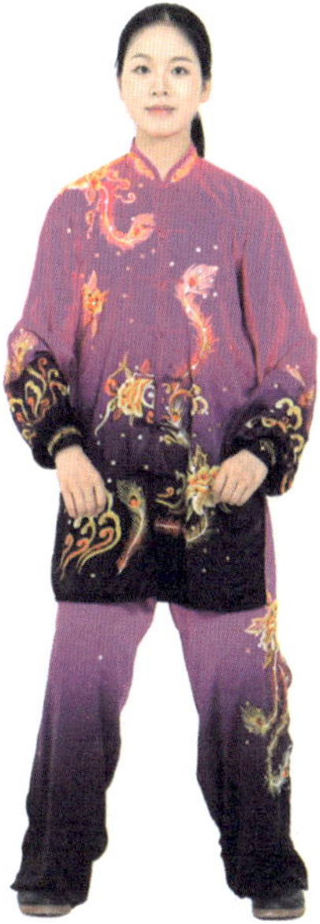

图 30

动作三、四 同动作一、二，仅左右相反，左右各做一次。

动作一至动作四重复一遍后，两掌自然垂于身体两侧；目视前方（图 31）。

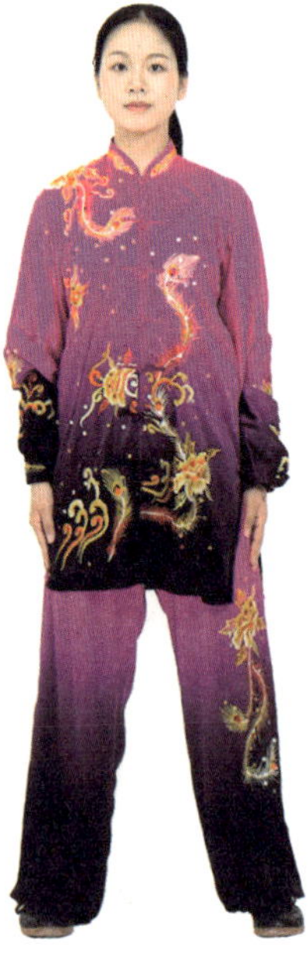

图 31

【注意事项】

1. 腰腹部向一侧弯曲拧转，侧屈的一侧腰部要压紧，另一侧腰部则借助上举手臂后伸，即得到充分牵拉。
2. 后脚脚后跟要踏实，固定身体下肢的位置，加大腰、腹部的拧转幅度，运转尾闾。
3. 动作也可配合呼吸吐纳，两掌向上画圆弧摆动时吸气，向后伸抵时呼气。
4. 后腿需沉髋，有助于上体保持中正，可以加大腰部拧转幅度。
5. 重心向前平移，增加前腿膝关节的弯曲度和活动度，同时加大上举手臂向后下方伸展的幅度。

【功理作用】

1. 腰腹部的侧屈拧转，可使整个脊柱得到充分旋转，可增强腰部的肌肉力量，也可防治腰部脂肪沉积。
2. 目视后脚脚后跟，加大腰部在拧转时的侧屈幅度，可防治腰椎小关节紊乱等症。
3. 中医学认为，“腰为肾之府”。尾闾运转，可以起到强腰补肾、强筋健骨的功效。

鹿戏·鹿奔

技术要领

动作一 接上式动作。左脚缓慢向前跨一步，微微弯曲膝盖，右腿向前伸直成左弓步；同时，两手轻握空拳，向上、向前画圆弧至身体前方，屈腕，高度需与肩平，与肩同宽，拳心向下，与地面平行；目视前方（图 32、图 33a、图 33b）。

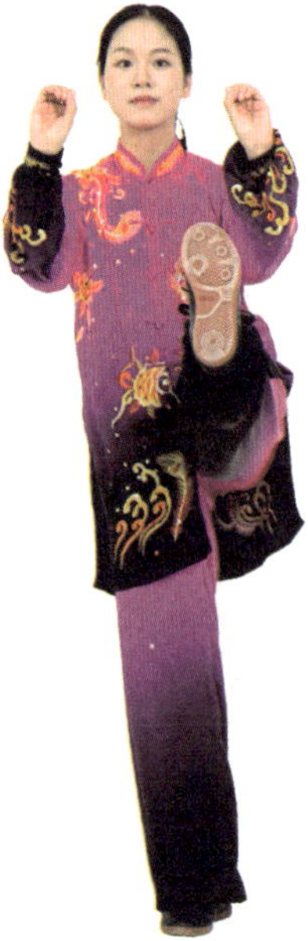

图 32

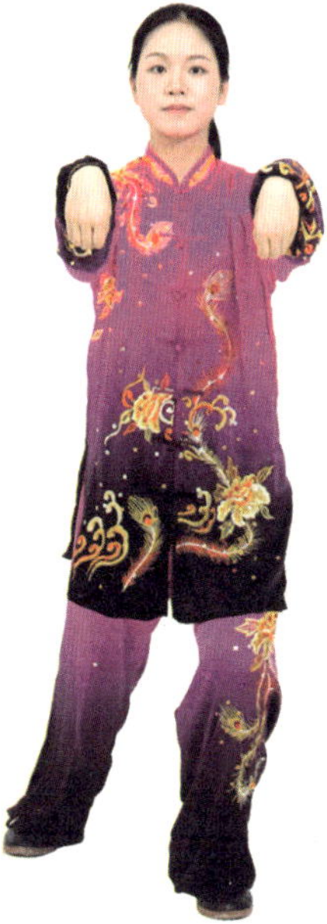

图 33a

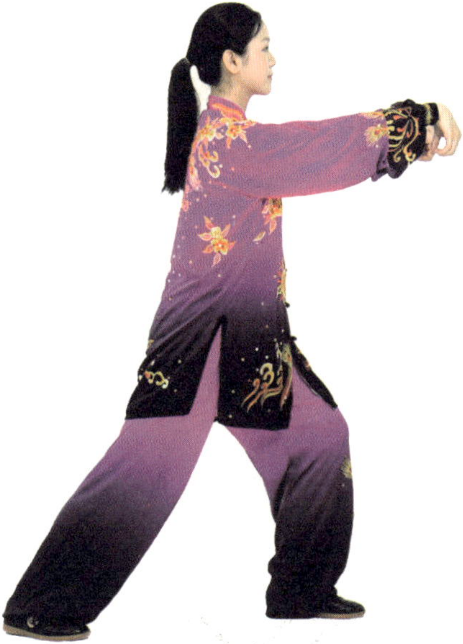

图 33b

动作二 身体重心缓慢后移；左膝伸直，全脚掌着地；右腿弯曲膝盖；低头，弓背，收腹；同时，两臂向内旋，两掌向前伸，两掌背平行相对，掌心朝外，拳变“鹿角”（图 34a、图 34b）。

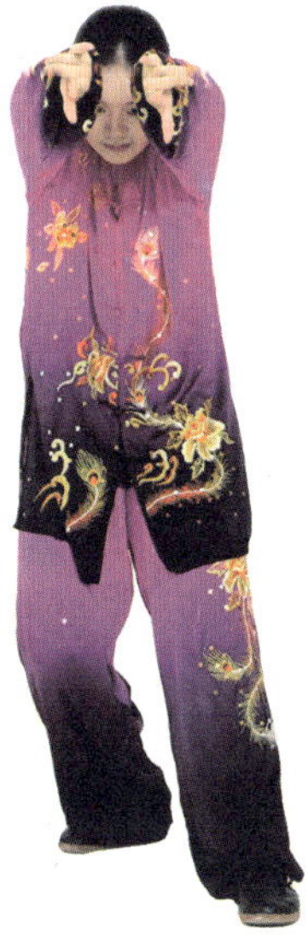

图 34a

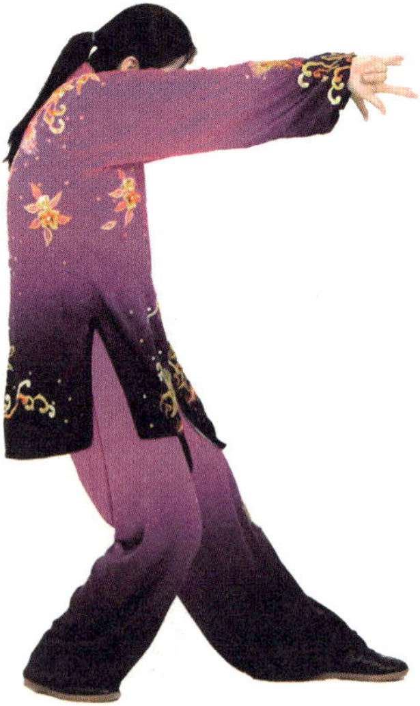

图 34b

动作三 身体重心缓慢前移，上体向上抬起；右腿伸直，左腿弯曲膝盖，成左弓步；松肩垂肘，两臂向外旋，“鹿角”变空拳，高度与肩平，拳心向下，与地面平行；目视前方（图 35）。

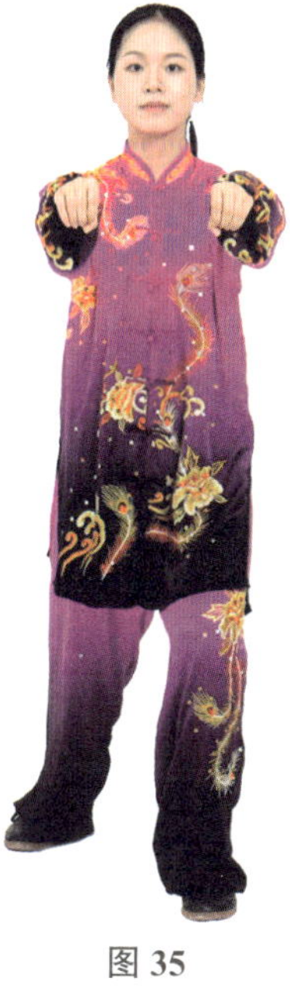

图 35

动作四 左脚缓慢收回，开步直立；两拳变掌，回落于身体两侧；目视前方（图 36、图 37）。

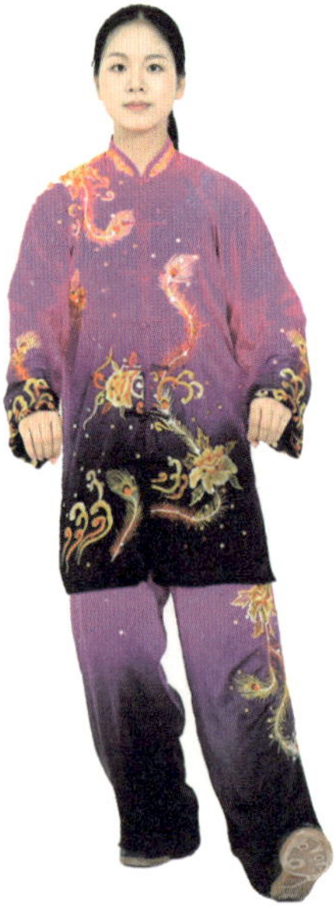

图 36

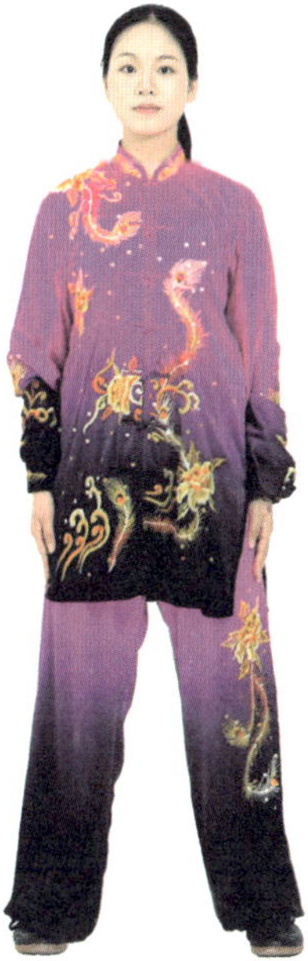

图 37

动作五至八 同动作一至动作四，仅左右相反。

重复鹿奔动作左右各一遍后，两掌自然垂于身体两侧；目视前方。

【注意事项】

1. 提腿向前跨时要有弧度，落步轻盈，体现鹿的安舒神态和灵动身姿。
2. 身体往后坐时，两臂向前伸，含胸，背部形成“横弓”状；头向前伸，背往后拱，腹部收缩，敛臀，形成“竖弓”状，使腰、背部得到充分伸展和拔长。
3. 动作也可配合呼吸吐纳。身体向后坐时，配合吸气。重心向前移时，可以配合呼气。
4. 脚提起后，向同侧肩部正前方跨步，保持两脚横向的宽度。
5. 加大两肩内旋的幅度，可增大收胸的程度；头、髋前伸，收腹后顶，可增大躯干的后弯幅度。

【功理作用】

1. 两臂内旋前伸，可使肩、背部肌肉得到牵拉，对颈肩综合征、肩关节周围炎等症有防治作用；躯干弓背收腹，能矫正脊柱畸形，增强腰、背部肌肉的力量。

2. 向前落步时，气沉丹田。身体重心向后坐时，气运命门，加强了人的先天与后天之气的交流。尤其是重心后坐时，整个脊柱向后弯曲，内夹尾闾，后凸命门，打开大椎。意在疏通督脉经气，具有振奋全身阳气的作用。

3. 命门：位于腰部后正中线上，第二腰椎棘突与第三腰椎棘突之间的凹陷处。

4. 大椎：位于背上部，在第一胸椎棘突上与第七颈椎棘突之间的凹陷处。

熊戏·熊运

一 技术要领

动作一 接上式动作。两掌握空拳成“熊掌”，拳眼相对，将手自然置于下腹部，目视两拳（图38）。

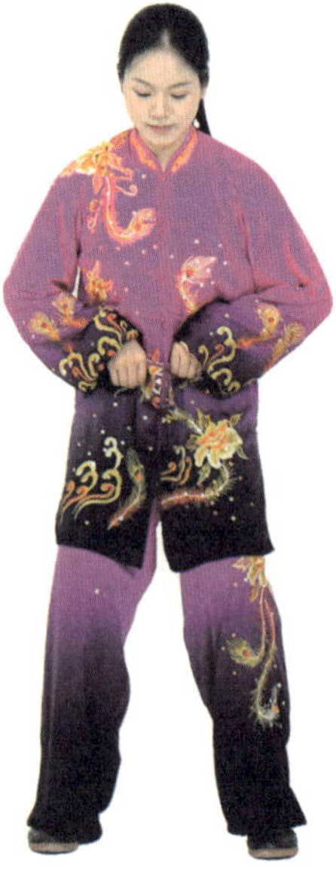

图 38

动作二 以腰、腹为轴，上体做顺时针摇摆；同时，两拳随之沿右肋部、上腹部、左肋部、下腹部画圆弧；目随上体摇摆环视（图 39 ～图 42）。

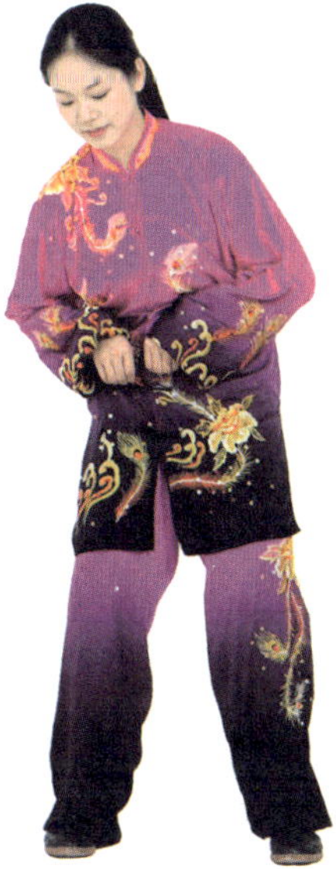

图 39

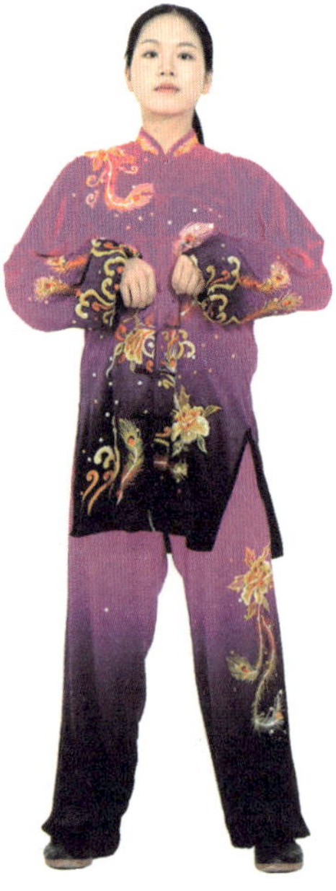

图 40

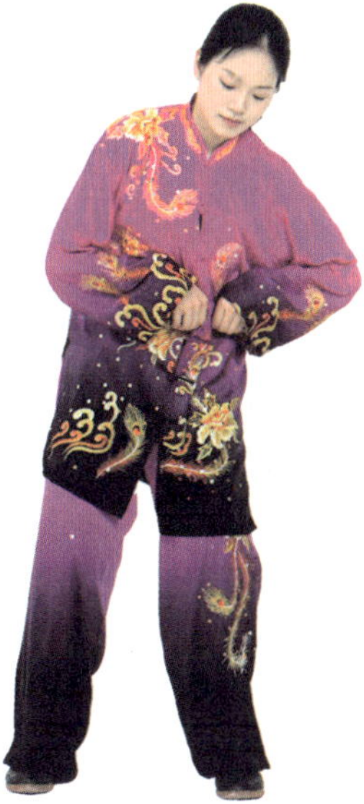

图 41

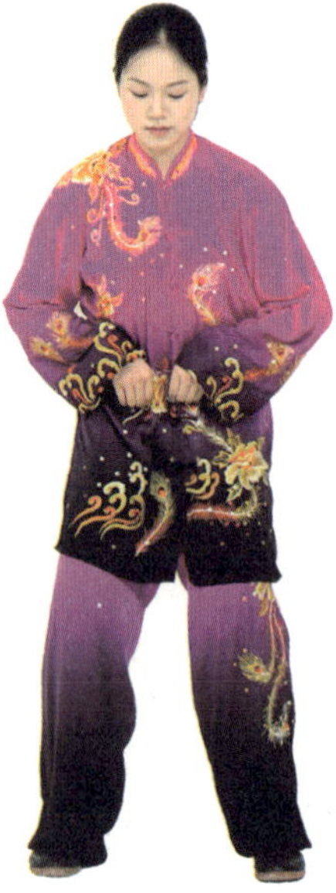

图 42

动作三、四 同动作一、二，仅左右相反，上体做逆时针摇摆，两拳随之画圆弧。做完最后一个动作时，两拳变掌下落，自然垂于身体两侧；目视前方（图 43）。

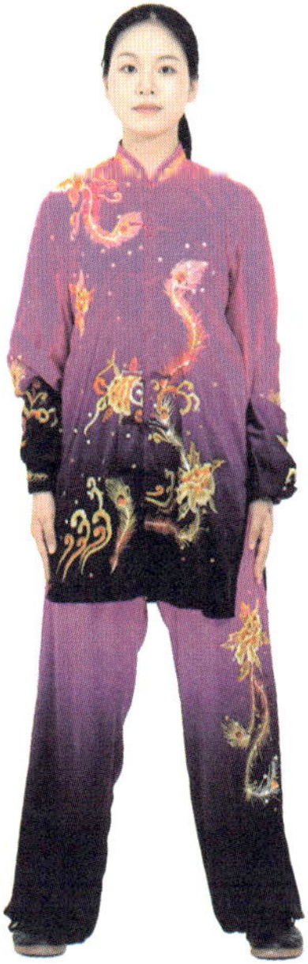

图 43

【注意事项】

1. 两拳画圆弧应随腰、腹部的摇晃而被动牵动，要协调自然。
2. 两拳画圆是外导，腰、腹摇晃为内引，意念注重内气在腹部丹田运行。
3. 动作也可配合呼吸吐纳，身体上提时吸气，身体前俯时呼气。
4. 肩肘部放松，两掌轻附于腰、腹，体会用腰腹的摇晃来带动两手运行。
5. 相对固定腰、胯部的位置，身体摇晃时，在意念上是做立圆摇摆。因此，当身体向上摇晃时，做提胸收腹，充分伸展腰、腹；身体向下摇晃时，做含胸松腹，挤压脾、胃、肝等中焦部位的内脏器官。

【功理作用】

1. 活动腰部关节和肌肉，可防治腰肌劳损以及软组织损伤。
2. 腰腹转动，两掌画圆弧，引导内气运行，可加强脾、胃的运化功能。
3. 运用腰、腹部的摇晃，按摩体内的消化，可防治消化不良、腹胀纳呆、便秘腹泻等症。

熊戏·熊晃

技术要领

动作一 接上式动作。身体重心向右平移；左髋上提，牵动左脚离开地面，再微屈左膝；两掌握空拳成“熊掌”；目视前方（图44）。

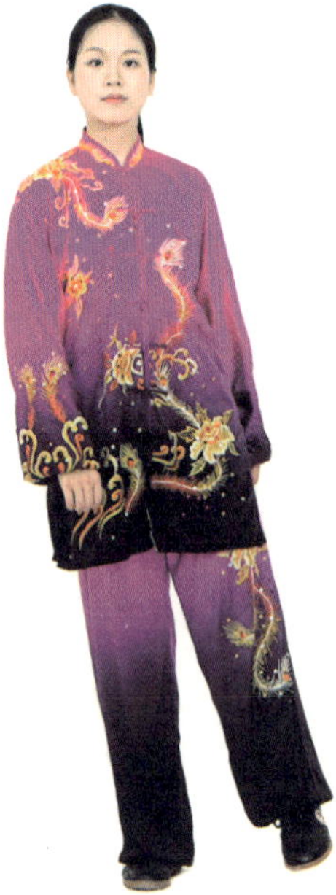

图44

动作二 ①身体重心向前移；左脚向左前方迈步落地，全脚掌踏实，脚尖朝前，右腿伸直（图 45）。

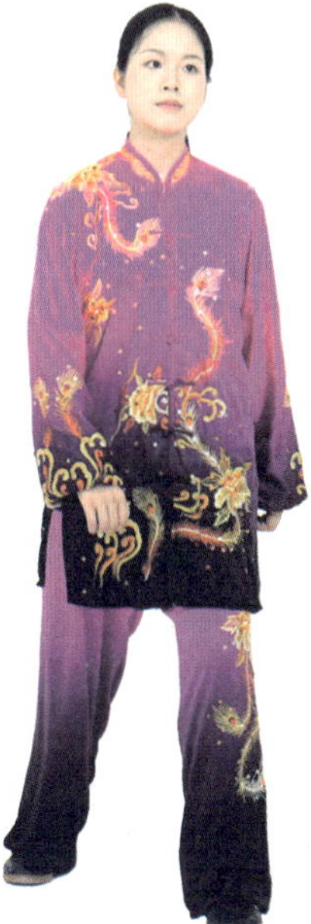

图 45

动作二 ②身体向右转，左臂内旋往前靠，左拳摆至左膝盖的前上方，拳心朝左；右掌摆至体后，拳心朝后；目视前方（图 46）。

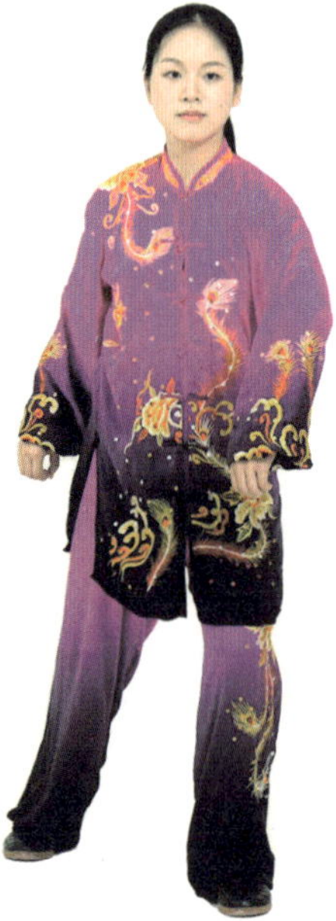

图 46

动作三 身体向左转，重心向后坐；右腿弯曲膝盖，左腿伸直；拧腰晃肩，带动两臂前后呈圆弧形摆动；右拳需摆至左膝前上方，拳心朝右；左拳需摆至体后，拳心朝后；目视正左方（图 47a、图 47b）。

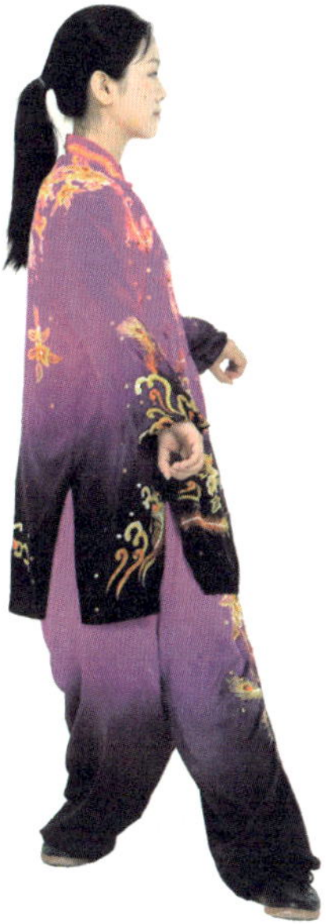

图 47a

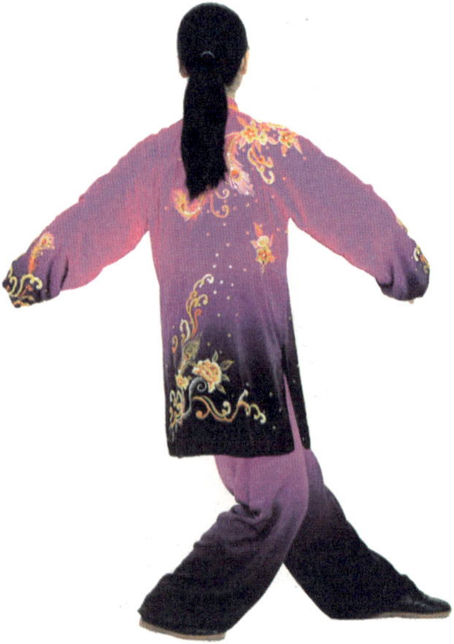

图 47b

动作四 ①身体向右转，重心往前移；左腿弯曲膝盖，右腿伸直（图 48）。

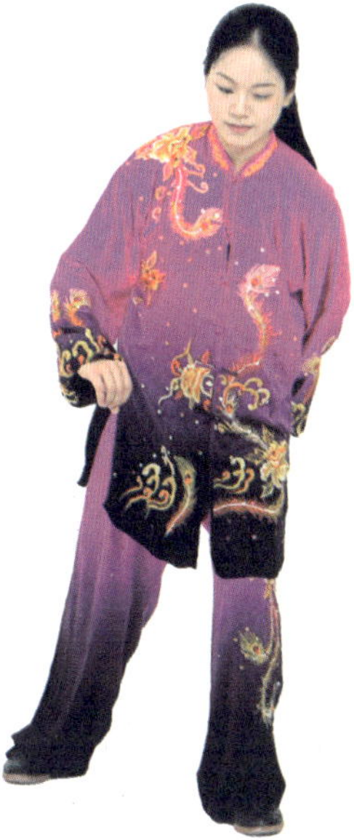

图 48

动作四 ②左臂向内旋往前靠，左拳需摆至左膝前上方，拳心朝左；右掌需摆至体后，拳心朝后；目视前方（图 49）。

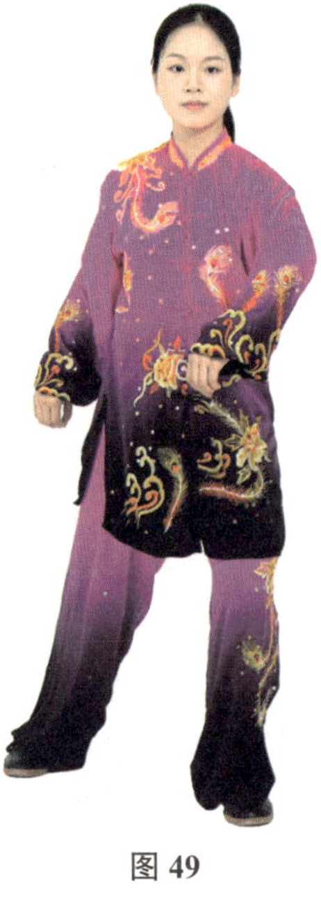

图 49

动作五至八 同动作一至动作四，仅左右相反。

重复熊晃左右各一遍后，左脚向前上一步，开步站立，与肩同宽同时，两手自然垂于身体两侧；目视前方（图 50）。

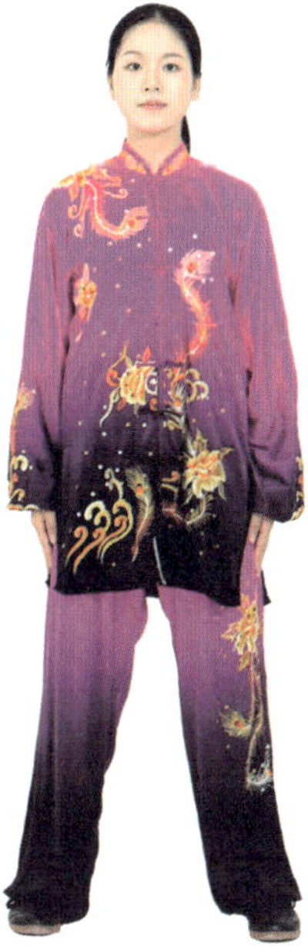

图 50

【注意事项】

1. 用腰侧肌群收缩来牵动大腿上提，依据提髋、起腿、弯曲膝盖的先后顺序提腿。
2. 两脚向前移，横向间距稍宽于肩，随着身体重心前移，全脚掌踏实，使震动感传至髋关节处，体现熊步的沉稳厚实。
3. 可先练习左提髋和右提髋。方法：两肩保持水平，重心平行移向右脚，上提左髋，牵动左腿提起，再在原处落下；然后重心向左移，上提右髋。以此体会两边腰侧肌群的收缩状态。
4. 提髋，弯曲膝盖，身体重心往前移，脚自然落地，全身的体重落于全脚掌。同时踝、膝关节放松，使震动感传至髋部。

【功理作用】

1. 身体左右晃动，意在两胁部，调理肝脾。
2. 提髋迈步，加上落步的震感，可增强两侧髋关节周围肌群的力量，提高平衡能力，有助于防治老年人下肢无力、髋关节损伤、膝痛等症。

猿戏·猿啼

技术要领

动作一 接上式动作。两掌在身体前方，手指伸直分开，再缓慢屈腕，十指撮拢捏紧成“猿钩”（图 51、图 52）。

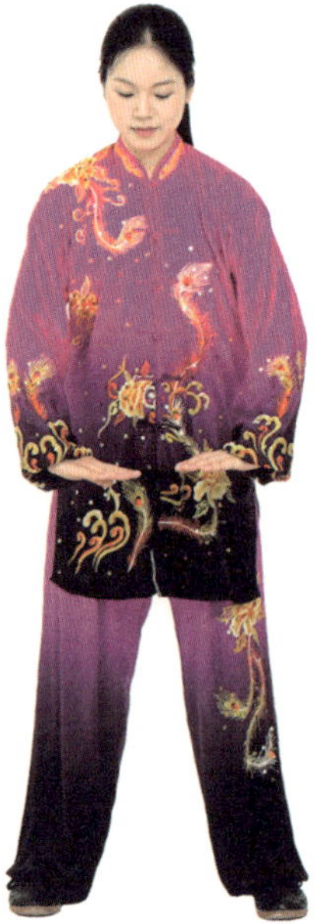

图 51

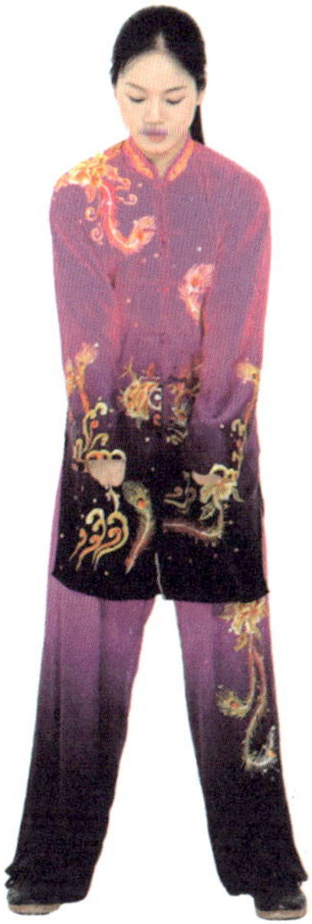

图 52

动作二 两掌向上提至胸部高度，两肩向上耸，收腹提肛；同时，提踵，头部向左转；目随头动，看向身体左侧（图 53、图 54）。

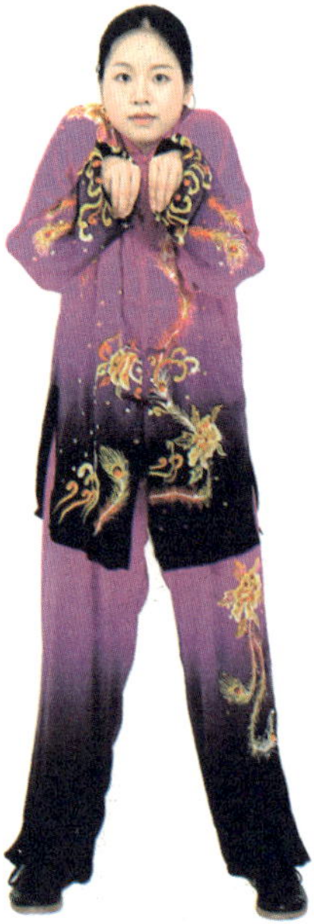

图 53

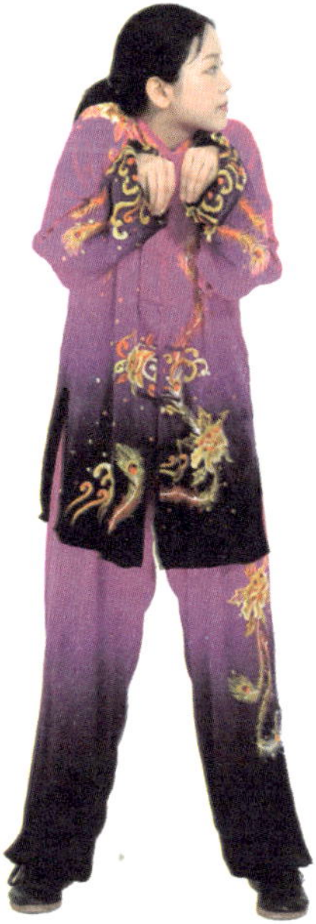

图 54

动作三 头转正，两肩缓慢向下沉，松腹落肛，脚跟着地；“猿钩”变掌，掌心向下，与地面平行；目视前方（图 55、图 56）。

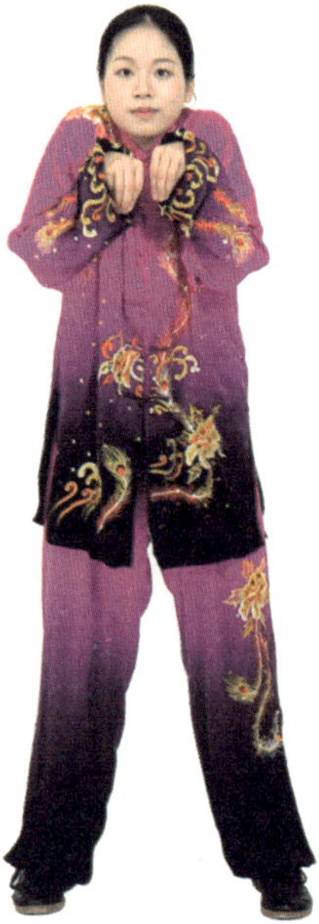

图 55

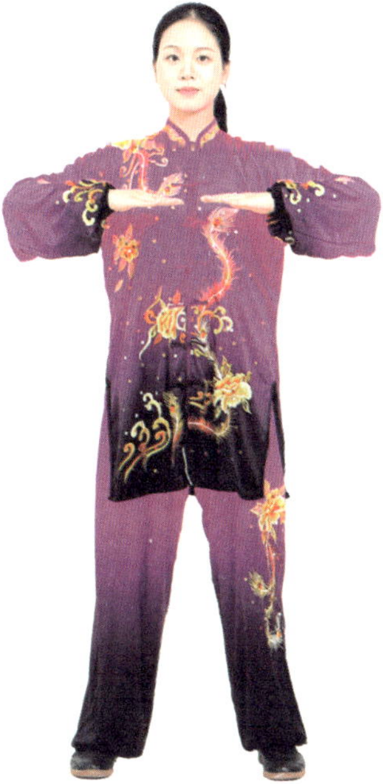

图 56

动作四 两掌沿身体前方向下按落于身体两侧；目视前方（图 57）。

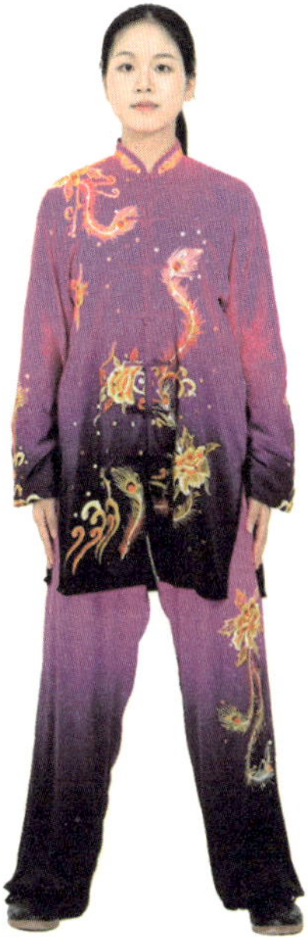

图 57

动作五至八 同动作一至动作四，仅头向右转。

重复猿啼动作左右各一遍后，两手自然垂于身体两侧。目视前方（图 58）。

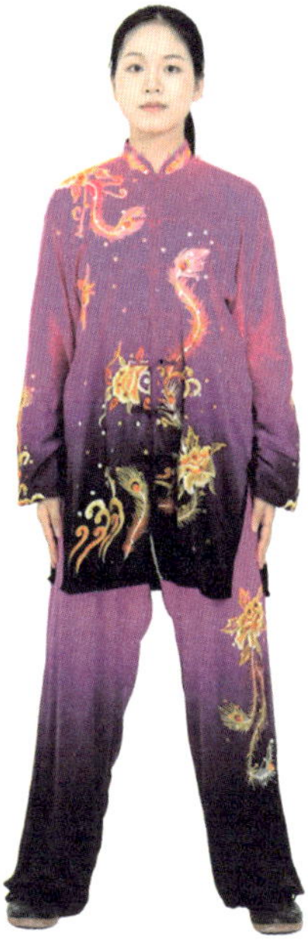

图 58

【注意事项】

1. 两手十指撮拢变钩，速度稍快。
2. 依据耸肩、收腹、提肛、脚跟离地、转头的顺序，依次上提重心。耸肩、缩胸、屈肘、提腕需要充分做出，方能达到理想效果。
3. 动作也可配合提肛呼吸吐纳。两掌向上提吸气时，用意念提起会阴部；向下按呼气时，放下会阴部。
4. 头顶部百会穴向上引领，牵动全身垂直向上，起到稳定重心的作用。
5. 以胸部膻中穴为中心，缩项、夹肘、团胸、收腹，可以加强胸、背部和上肢的紧凑程度。

【功理作用】

1. “猿钩”的快速变化，意在增强神经和肌肉反应的灵敏性。
2. 两掌向上提时，缩项，耸肩，含胸吸气，挤压胸腔和颈部血管；两掌向下按时，伸颈，沉肩，松腹，扩大胸腔容积，可增强呼吸吐纳能力，改善脑部的血液循环和供血能力。
3. 脚跟提起直立，可增强腿部的力量，提高平衡能力。

4 百会穴：在后发际正中线直上 7 寸。简易取穴法：两耳尖连线与头部正中线的交点。

5 膻中穴：在胸前部，两乳头连线的中点，一般多平第五胸肋关节的高度。

猿戏·猿摘

一、技术要领

动作一 接上式动作。左脚向左后45°方向退一步，脚尖点地，右腿弯曲膝盖，重心落在前腿；同时，左臂屈肘，左掌成“猿钩”，桡侧面收至左腰侧；右掌向右前45°方向自然摆起，掌心斜向下（图59）。

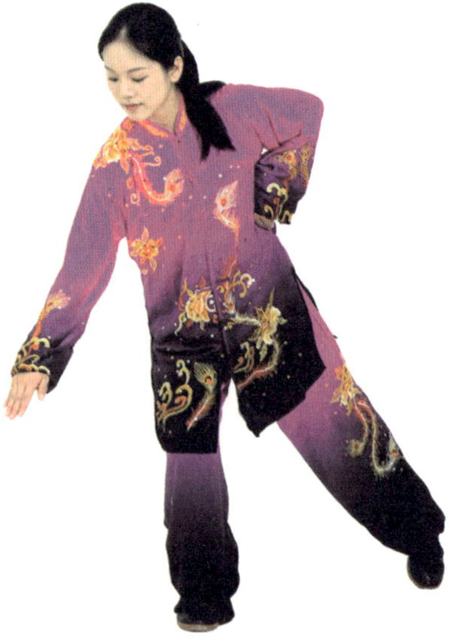

图 59

动作二 ①身体重心缓慢后移；左脚踏实，弯曲膝盖下蹲，右脚收至左脚内侧面中间，脚尖点地，变成右丁步（图 60）。

二

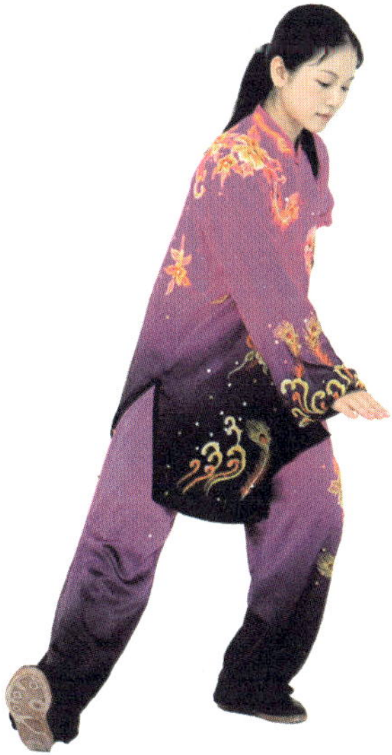

图 60

动作二 ②右掌向下经腹前向左上方画圆弧至头的左侧，掌心正对太阳穴；目先随右掌动，再转头注视右前上方（图 61、图 62）。

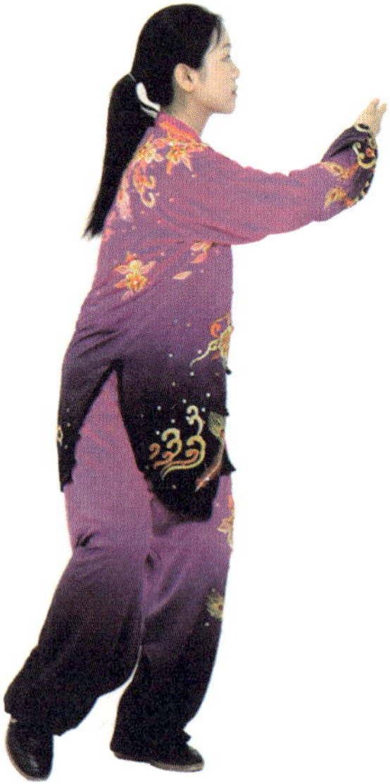

图 61

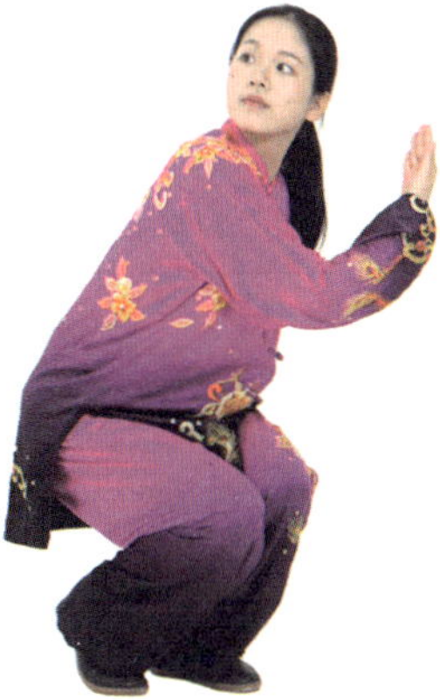

图 62

动作三 ①右掌向内旋，掌心朝下，与地面平行，沿着身体两侧下按至左髋侧；目视右掌（图 63）。

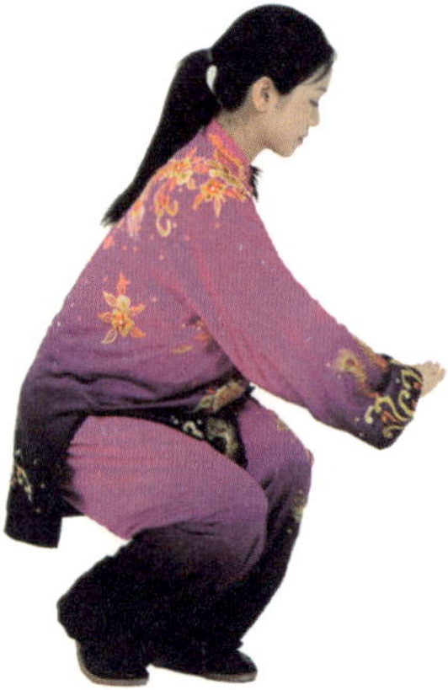

图 63

动作三 ②右脚向右前45°方向迈出一大步，左腿伸直并蹬地，身体重心缓慢往前移；右腿伸直，左脚脚尖着地；同时，右掌经身体前方向右上方画圆弧，举至头顶右上侧变“猿钩”，稍稍高于肩；左掌向前、向上伸举，垂腕撮钩，成采摘势（图64、图65）。

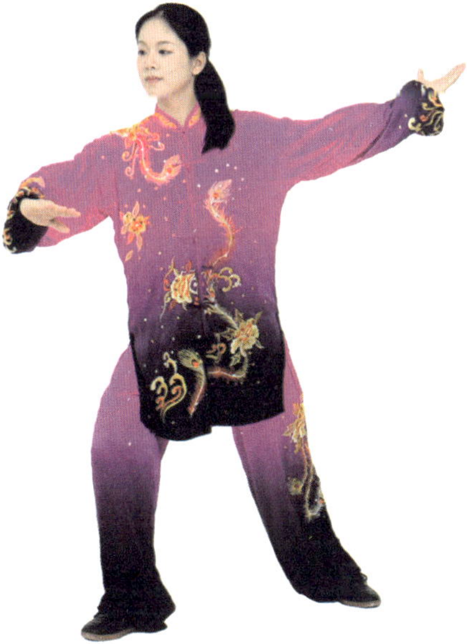

图 64

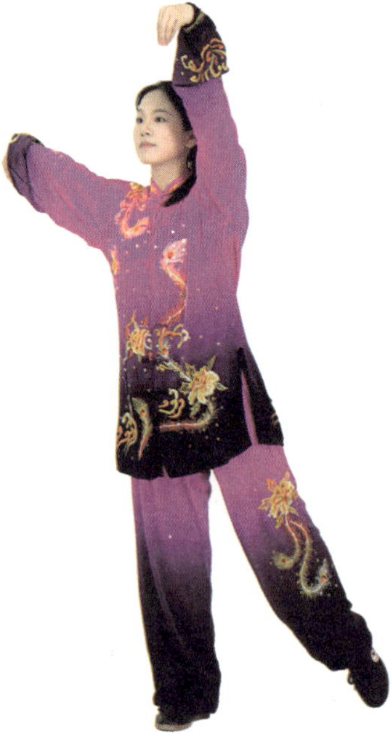

图 65

动作四 ①身体重心缓慢后移；左掌由“猿钩”变为“握固”；右手变掌，自然回落于身体前方，虎口朝前（图 66）。

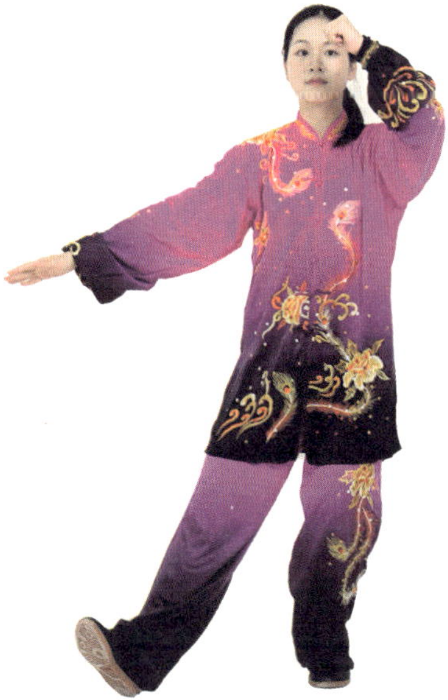

图 66

动作四 ②随后，左腿匀速弯曲膝盖下蹲，右脚收至左脚内侧面，右脚尖点地，成右丁步；同时，左臂屈肘内收，掌指分开，掌心向上，成托桃状；右掌经身体前方向左画圆弧至左肘尖下捧托，掌心正对手肘；目视左掌（图 67）。

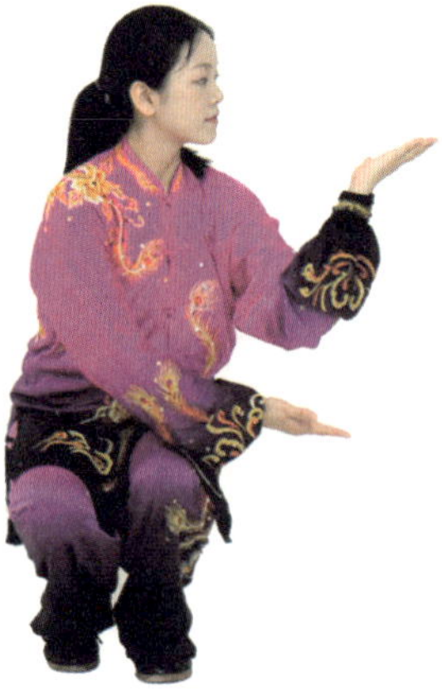

图 67

动作五至八 同动作一至动作四，仅左右相反。

重复动作一至动作八一遍后，左腿向左平行横开一步，两腿站直；同时，两手自然垂落于身体两侧；目视前方（图 68）。

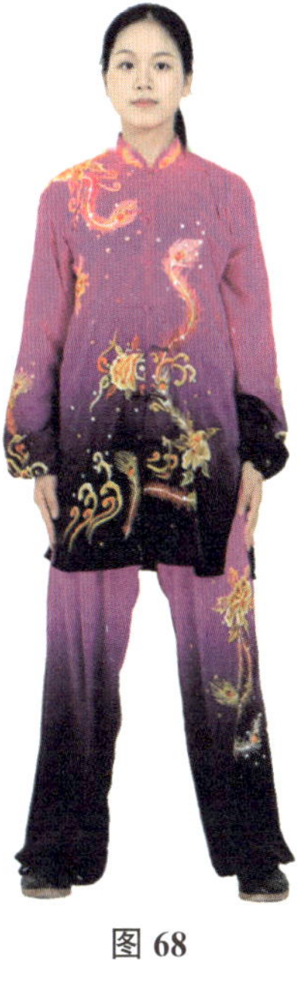

图 68

【注意事项】

1. 眼睛要随上肢动作变化而变化，需表现出猿猴眼神的灵敏和机灵。
2. 弯曲膝盖下蹲时，全身呈蜷缩状。蹬腿迈步，向上采摘，肢体要充分展开。采摘时变“猿钩”，手指撮拢快而敏捷；变“握固”后，成托桃状时，掌指要及时分开。
3. 动作需以神似为主，重在体会其意境，不可太过夸张。
4. 下蹲时，手臂屈肘，上臂靠近身体；向前向上蹬伸时，手臂需充分伸展开。
5. 向上采摘时，手的运行路线呈向上的圆弧形，动作到位时，手掌才变猿钩状。

【功理作用】

1. 眼神的左顾右盼，有利于加强颈部的运动，促进脑部的血液循环和增大颈部的活动度。
2. 动作的多样性体现了神经系统和肢体运动的协调性，模拟猿猴在采摘桃果时喜悦的心情，可减轻大脑神经系统的紧张程度，对神经紧张、精神忧郁等症有防治作用。

鸟戏·鸟伸

技术要领

动作一 接上式动作。两腿微微弯曲膝盖下蹲，两掌在腹前相互交叠；目视前下方（图 69）。

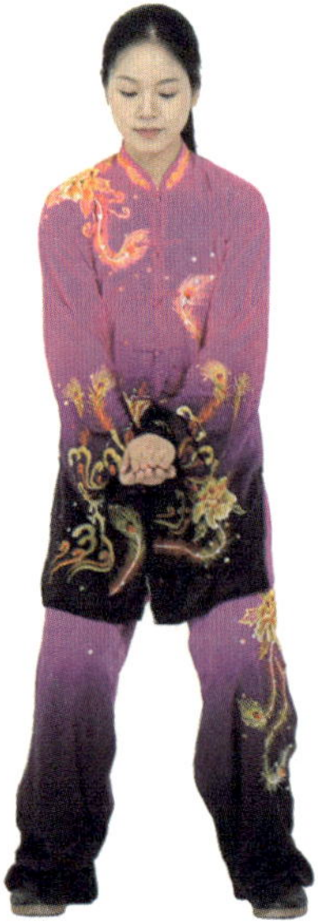

图 69

动作二 两掌缓慢向上举至头前上方，掌心向下，与地面平行，两掌指尖向前；身体微微向前倾斜，提肩，缩项，挺胸，塌腰；目视前方（图 70a、图 70b）。

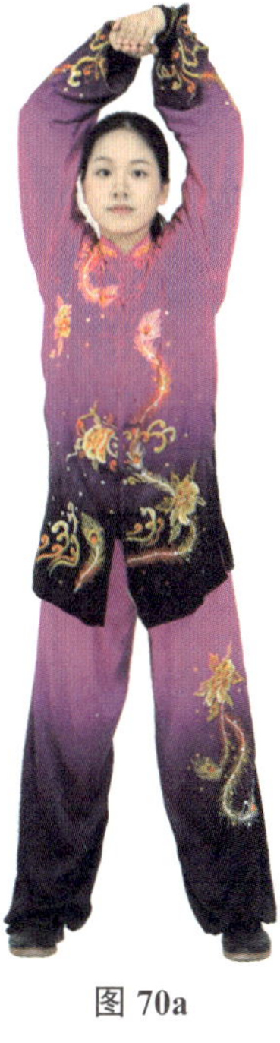

图 70a

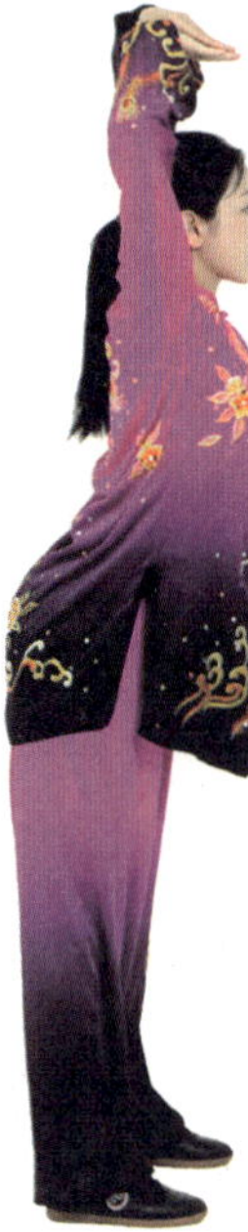

图 70b

动作三 两腿微微弯曲膝盖下蹲；同时，两掌相互交叠下按至腹前；目视前下方（图 71）。

三

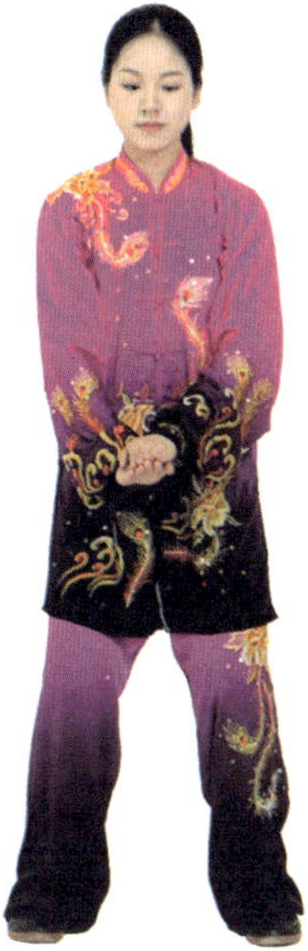

图 71

动作四 身体重心缓慢向右移；右腿蹬直，左腿保持伸直状态，向后缓慢抬起；同时，两掌左右分开，掌成“鸟翅”，向身体两侧的斜后方摆起，掌心向上；抬头，伸颈，挺胸，塌腰；目视前方（图 72a、图 72b）。

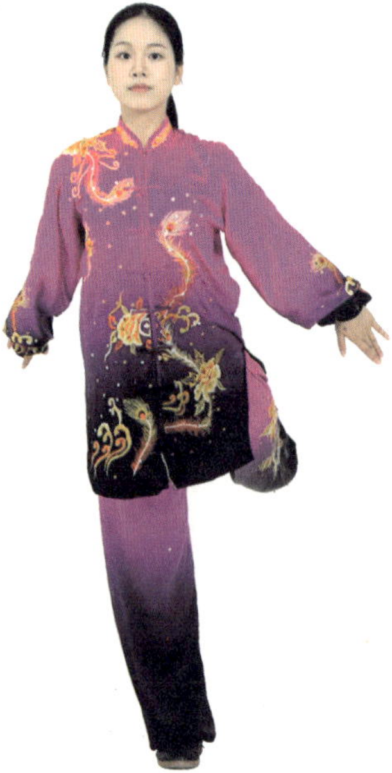

图 72a

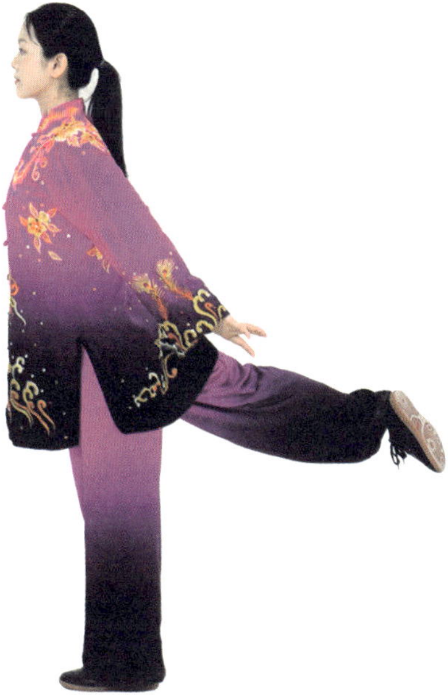

图 72b

动作五至八 同动作一至动作四，仅左右相反。

【注意事项】

1. 两掌在身体前方相互交叠，上下位置可任选，无固定要求，以舒适自然为佳。
2. 注意动作的松紧变化。两掌向上举时，颈、肩、臀部收缩团紧；向下落时，两腿膝盖微微弯曲，颈、肩、臀部放松下沉。
3. 两臂向后摆时，身体向上伸挺，并形成向后的反弓状。
4. 先练习两掌相互交叠，在身体前方做上举下落的动作，上举时收紧，下落时放松，逐步过渡到完整动作。
5. 身体重心移到支撑腿后，另一条腿再向后抬起，支撑腿的膝关节挺直，有助于提高动作的稳定性。

【功理作用】

1. 两掌向上举时吸气，可以扩大胸腔容积，吸入的气体量增多；两手向下按时，气沉丹田，呼出浊气，可加强肺的吐故纳新功能，增加肺活量，改善慢性支气管炎、肺气肿等病的症状。

2. 两掌向上举时，作用于大椎和尾闾，督脉可以被牵动到；两掌向后摆时，身体成反弓状，任脉可以得到拉伸。这种松紧交替的练习方法，可起到增强疏通任、督两脉经气的作用。

鸟戏·鸟飞

技术要领

动作一 ①接上式动作。两腿膝盖微微弯曲；两掌合抱于小腹前，掌心向上，指尖相对；目视前下方（图 73）。

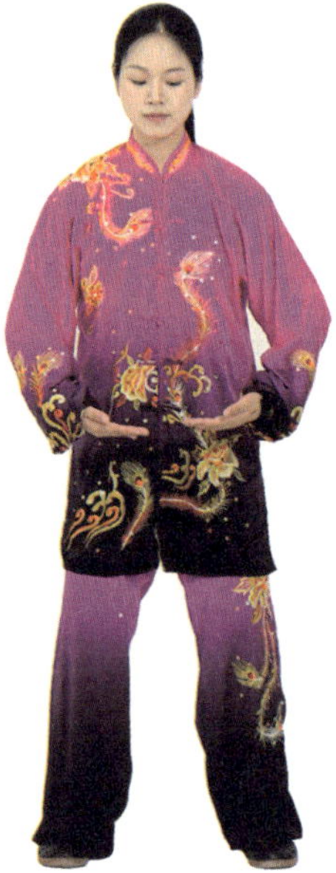

图 73

动作一 ②右腿伸直站立，左腿弯曲膝盖提起，小腿自然下垂，脚尖朝下；同时，两掌变“鸟翅”，成展翅状，在身体两侧缓慢平举向上，稍高于肩，掌心向下，与地面平行；目视前方（图 74）。

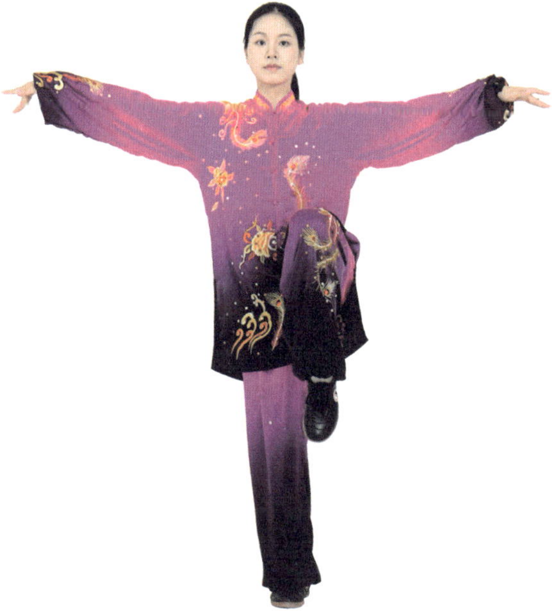

图 74

动作二 左脚下落在右脚内侧旁，脚尖着地，两腿微微弯曲；同时，两掌合于腹前，掌心向上，指尖相对；目视前下方（图 75）。

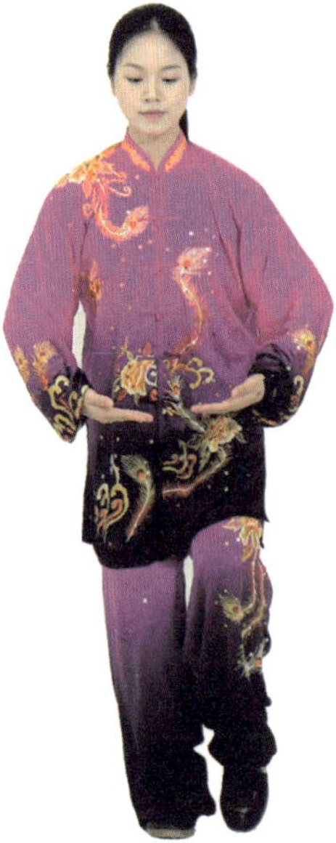

图 75

动作三 右腿伸直独立，左腿弯曲，膝盖提起，小腿自然下垂，脚尖朝下；同时，两掌经身体两侧，缓慢向上举至头顶上方，掌背相对，指尖向上；目视前方（图 76）。

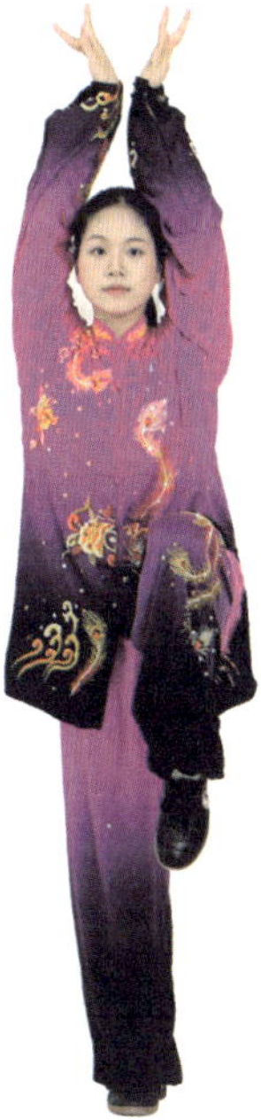

图 76

动作四 左脚下落在右脚旁，全脚掌着地，两腿膝盖微微弯曲；同时，两掌合于腹前，掌心相对；目视前下方（图 77）。

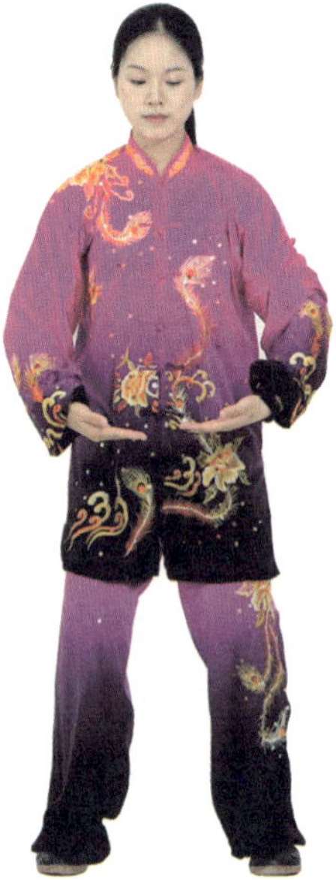

图 77

动作五至八 同动作一至动作四，仅左右相反。

重复动作一至动作八一遍后，两手自然垂于身体两侧；目视前方（图78）。

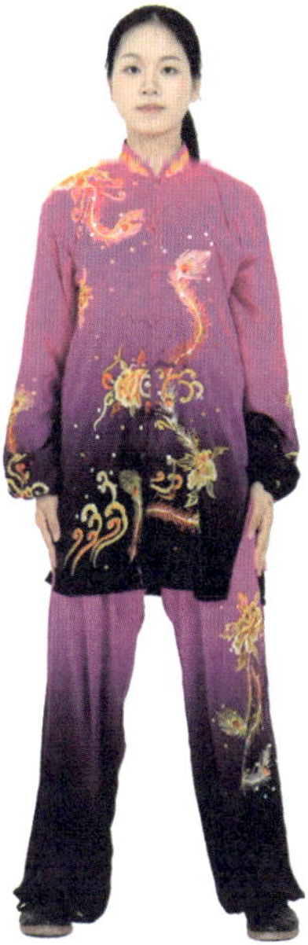

图78

【注意事项】

1. 两臂向侧面举起，动作幅度要大，尽量展开胸部两侧；两臂向下落时内合，尽量挤压胸部两侧。
2. 手脚的变化可以配合协调，同时起落。
3. 动作也可配合呼吸吐纳，两掌向上提时吸气，向下落时呼气。
4. 两臂向上举时，从肩部发力，先沉肩，再松肘，最后提腕，形成手臂举起的依次蠕动过程；向下落时，先松肩，再沉肘，最后按掌合于腹前。
5. 两臂向上举时吸气，挺胸收腹；向下落时呼气，腰腹放松，气沉丹田。

【功理作用】

1. 两臂的上下运动可改变胸腔容积，若配合呼吸吐纳运动，可以增强血氧交换能力，增加血液的含氧量。
2. 拇指、食指的上翘紧绷，意在刺激手太阴肺经，加强肺经经气的流通，可以提高心肺功能。
3. 单脚提膝站立，可提高人体的平衡能力。

收势·引气归元

技术要领

动作一 两掌经身体两侧向上举至头顶上方，掌心向下，与地面平行（图 79）。

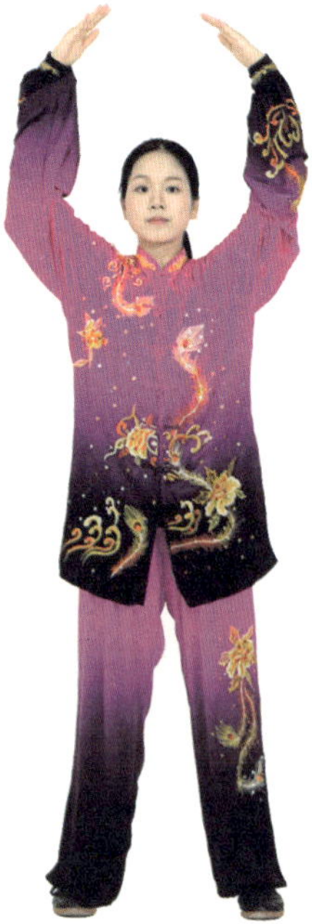

图 79

动作二 两掌指尖相对，沿身体前方缓慢下落按至小腹前；目视前方（图 80）。

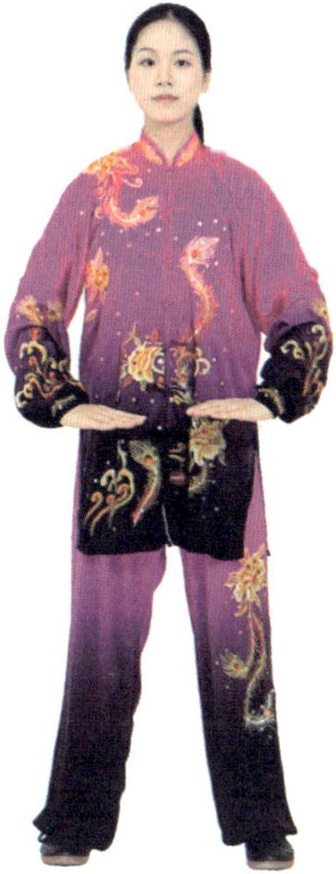

图 80

动作三 ①两臂自然下落于身体两侧（图 81）；两臂向内旋向身体两侧打开，掌心向后，指尖斜向下。

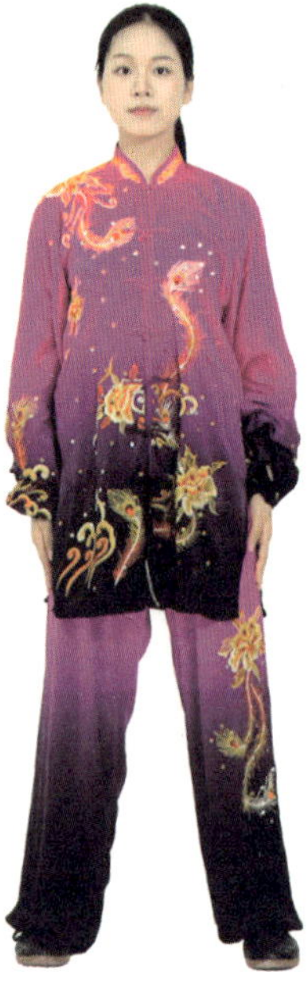

图 81

动作三 ②随后两臂向外旋，掌心向前，缓慢在身体前方画平弧，掌心相对，高度与肚脐同高；目视前方（图 82）。

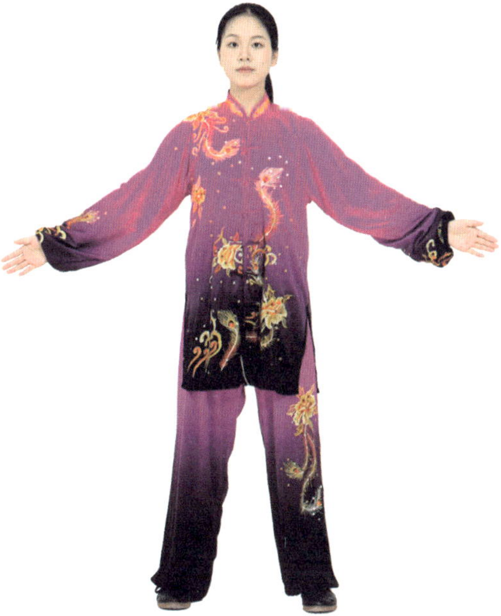

图 82

动作四 两手在小腹前合拢，虎口相互交叉，叠掌；调匀呼吸吐纳，意守丹田（图 83）。

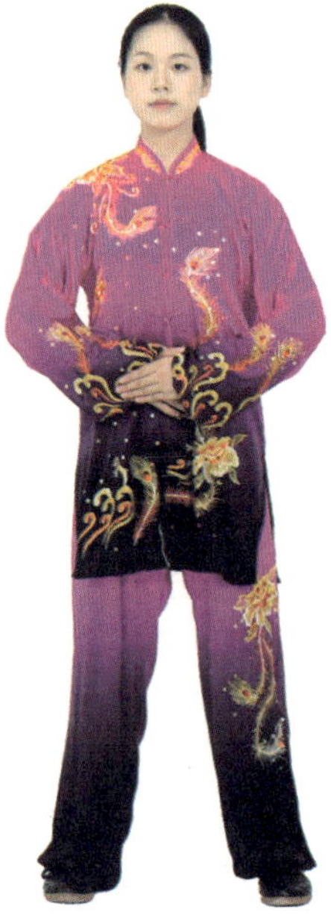

图 83

动作五 左脚提起后缓慢向右脚并拢，前脚掌先着地，随之全脚踏实，恢复成预备势，目视前方（图 84、图 85）。

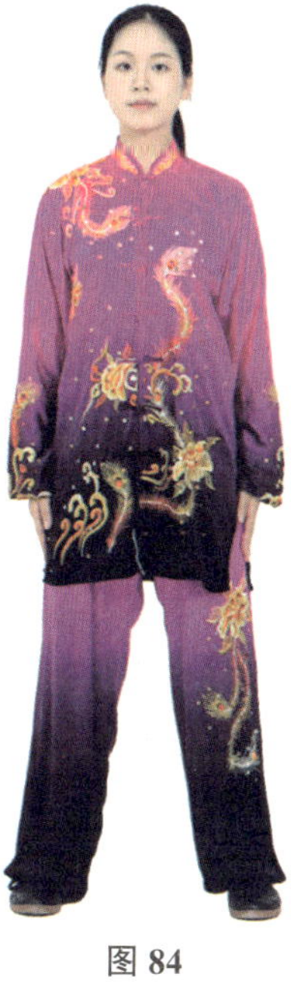

图 84

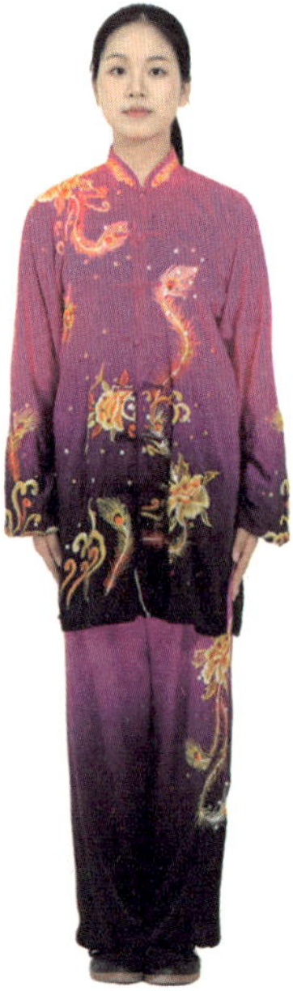

图 85

【注意事项】

1. 两掌由上向下按时，身体部位要随之而放松，直达脚底涌泉穴。
2. 两掌在腹前画平弧，动作衔接要自然、圆活、匀速，有向前收拢物体之势，意将气息合抱引入丹田。
3. 身体重心相对固定，两掌向上举时，注意需沉肩放松。
4. 两掌在身体两侧向上做立圆和在小腹前向前画平弧时，意念要放在掌心。

【功理作用】

1. 引气归元就是使气息逐渐变为平和，意将练功时所得体内、外之气，导引归入丹田，起到调和气血、活络通经的作用。
2. 通过搓手、浴面，恢复身体常态，收功。